F. Daschner U. Frank Antibiotika am Krankenbett

Unter Mitarbeit von W. Ebner

Springer

Berlin
Heidelberg
New York
Hongkong
London
Mailand
Paris
Tokio

F. Daschner   U. Frank

Antibiotika
am Krankenbett

Unter Mitarbeit von W. Ebner

12., vollständig
überarbeitete Auflage

In Zusammenarbeit mit
MedicDAT
Integrationsplattform für Wissen in der Medizin
Förderprojekt des BMBF
http://www.medicdat.de/

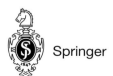 Springer

Professor Dr. med. Franz Daschner
Direktor des Instituts für Umweltmedizin
und Krankenhaushygiene

Priv.-Doz. Dr. med. Uwe Frank
Ltd. Oberarzt

Klinikum der Albert-Ludwigs-Universität
Hugstetter Straße 55
79106 Freiburg, Deutschland

ISBN 3-540-40846-0 Springer-Verlag Berlin Heidelberg New York
ISBN 3-540-42754-6   11. Aufl. Springer-Verlag Berlin Heidelberg New York

**Springer-Verlag ist ein Unternehmen von Springer Science+Business
Media**
springer.de

© Springer Verlag Berlin Heidelberg 1984, 1986, 1988, 1990, 1992, 1994,
1996, 1998, 2000, 2002, 2004
Printed in Italy

Satz: Mitterweger & Partner, Plankstadt

Gedruckt auf säurefreiem Papier   26/3160SM – 5 4 3 2 1 0

Vorwort zur 12., überarbeiteten Auflage

Sehr geehrte Frau Kollegin,
Sehr geehrter Herr Kollege,

mittlerweile ist es sogar für Spezialisten schwierig, alle notwendigen Daten und Fakten über alte und vor allem neue Antibiotika im Kopf zu haben. Selbst ich muss immer wieder mal in meinem eigenen Buch nachschlagen, weil ich die eine oder andere spezielle Dosierung von Antibiotika, z. B. bei eingeschränkter Nierenfunktion, vergessen habe.

Das Taschenbuch erscheint nun in der 12. Auflage und ist seit einigen Jahren das Taschenbuch mit der höchsten Auflage im Springer-Verlag.

Bei dieser Auflage aber gibt es eine wichtige Neuerung. Diese Auflage habe ich zusammen mit meinem langjährigen Stellvertreter, Herrn Priv.-Doz. Dr. Uwe Frank, dem Leitenden Oberarzt des Instituts, und mit Herrn Dr. Winfried Ebner verfasst.

Bitte melden Sie sich auch diesmal wieder bei mir, wenn Sie Kritik, Anregungen oder Änderungswünsche haben.

Mit freundlichen Grüßen
Ihr

Prof. Dr. med. Franz Daschner   Freiburg, im Februar 2004

Danksagung

Viele Kolleginnen und Kollegen haben mir sehr wichtige Hinweise gegeben, Verbesserungsvorschläge unterbreitet und mich vor allem auf einige Fehler aufmerksam gemacht. Ihnen danke ich aufrichtig. Mein besonderer Dank gilt meinem ärztlichen Mitarbeiter Herrn Dr. med. W. Ebner, der mir bei dieser Neuauflage unersetzliche Dienste geleistet hat, meinem Sohn, Dr. med. Markus Daschner, Universitätskinderklinik Heidelberg, der die Tabellen für die Antibiotikadosierung bei eingeschränkter Nierenfunktion im Kindesalter und Herrn Prof. Dr. med. J. Böhler, Bielefeld, der die Kapitel 15 und 16 neu bearbeitet hat. Herrn Prof. Dr. M. Kist, Freiburg, und Herrn Prof. Dr. H. Mittelviefhaus, Augsburg, danke ich für die sehr wertvollen Anregungen zu Darm- und Augeninfektionen.

Die Autoren

Prof. Dr. med. F. Daschner: 1940 in Regensburg geboren, Musikgymnasium in Regensburg, Studium der Medizin in München, Staatsexamen 1965, Promotion 1966, 1967 bis 1969 Universitäts-Kinderklinik München, Abteilung für antimikrobielle Therapie, 1968 amerikanisches Staatsexamen, 1969 bis 1970 Infectious Disease Fellowship am Massachusetts General Hospital, Harvard-Medical School und Cedars Sinai Medical Center, University of California, Los Angeles. 1970 bis 1976 wiederum Universitäts-Kinderklinik München. 1975 Habilitation für Pädiatrie über Harnweginfektionen bei Kindern, seit 1976 Leiter der Klinikhygiene am Universitätsklinikum Freiburg. Facharzt für Kinderheilkunde, Laboratoriumsmedizin, Hygiene und Umweltmedizin, Medizinische Mikrobiologie und Infektionsepidemiologie. Seit 1992 Direktor des Instituts für Umweltmedizin und Krankenhaushygiene der Universität Freiburg. 1998 Sonderpreis „Ökomanager des Jahres", 2000 Deutscher Umweltpreis, 2002 Bundesverdienstkreuz

Priv.-Doz. Dr. med. U. Frank: 1986–1990 Wissenschaftl. Assistent an der Klinikhygiene, Universitätskliniken Freiburg; 1991 Fellow, Division of Infectious Diseases, Clinical Microbiology Laboratories, San Francisco General Hospital, University of California, San Francisco, USA; 1992 Fellow, Division of Infectious Diseases, The Medical Service, San Francisco General Hospital, University of California, San Francisco, USA; 1993–1996 Oberarzt am Institut für Umweltmedizin und Krankenhaushygiene, Universitätsklinikum Freiburg; seit 1998 Leitender Oberarzt; Facharzt für Mikrobiologie und Infektionsepidemiologie; Habilitation im Fach „Klinische Mikrobiologie".

Inhaltsverzeichnis

1 Einteilung der Antibiotika

β-Laktamantibiotika

Benzylpenicilline

Penicillin G
(Benzylpenicillin-
Natrium, Procain-
Benzylpenicillin,
Benzathin-Penicillin)

**Phenoxypenicilline
(Oralpenicilline)**

Penicillin V
Propicillin

**Penicillinase-
feste Penicilline
(Staphylokokken-
penicilline)**

Oxacillin
Dicloxacillin
Flucloxacillin

**Aminobenzyl-
penicilline**

Ampicillin
Amoxicillin
Bacampicillin

**Ureidopenicilline
(Breitspektrum-
penicilline)**

Mezlocillin
Piperacillin

**β-Laktam/
β-Laktamase-
hemmer**

Ampicillin/Sulbactam
Amoxicillin/
Clavulansäure
Piperacillin/
Tazobactam
Sulbactam zur
freien Kombination

Cephalosporine (1. Generation)
Cefazolin
Cefalexin (oral)
Cefadroxil (oral)
Cefaclor (oral)

Cephalosporine (2. Generation)
Cefuroxim
Cefotiam
Cefoxitin
Cefuroximaxetil (oral)
Loracarbef

Cephalosporine (3. Generation)
Cefotaxim
Ceftriaxon
Ceftazidim
Cefepim
Cefixim (oral)
Cefpodoximproxetil (oral)
Ceftibuten (oral)

Monobactame
Aztreonam

Carbapeneme
Imipenem
Meropenem
Ertapenem

β-Laktamase-hemmer
Clavulansäure
Sulbactam
Tazobactam

Andere Substanzklassen

Aminoglykoside
Streptomycin
Gentamicin
Tobramycin
Netilmicin
Amikacin

Tetracycline
Tetracyclin
Doxycyclin
Minocyclin

Chinolone
Gruppe I
Norfloxacin

Gruppe II
Enoxacin
Ofloxacin
Ciprofloxacin

Gruppe III
Levofloxacin

Gruppe IV
Gatifloxacin
Moxifloxacin

I: Indikation im Wesentlichen auf HWI beschränkt
II: breite Indikation
III: verbesserte Aktivität gegen grampositive und atypische Erreger
IV: nochmals gesteigerte Aktivität gegen grampositive und atypische Erreger sowie zusätzlich gegen Anaerobier

Lincosamide
Clindamycin

Azolderivate
Miconazol
Ketoconazol
Fluconazol
Itraconazol
Voriconazol

Nitroimidazole
Metronidazol
Tinidazol

Glykopeptid antibiotika
Vancomycin
Teicoplanin

Makrolide
Erythromycin
Spiramycin
Roxithromycin
Clarithromycin
Azithromycin

Polyene
Amphotericin B
Nystatin

Echinocandine
Caspofungin

Streptogramine
Quinupristin/
Dalfopristin

Ketolide
Telithromycin

Oxazolidinone
Linezolid

2 Generics – Handelsnamen

Generics	Handelsnamen (Auswahl)	Seite
Amikacin	Biklin	35
Amoxicillin	Amoxypen, Clamoxyl	37
Amoxicillin/Clavulansäure	Augmentan	38
Amphotericin B	Amphotericin B	39
Amphotericin B (liposomal)	AmBisome	40
Ampicillin	Binotal	41
Ampicillin/Sulbactam	Unacid	42
Azithromycin	Zithromax	44
Aztreonam	Azactam	44
Bacampicillin	Ambacamp 800	42
Benzathin-Penicillin G	Tardocillin 1200	103
Caspofungin	Cancidas	46
Cefaclor	Panoral	46
Cefadroxil	Grüncef	47
Cefalexin	Ceporexin, Oracef	48
Cefazolin	Elzogram	50
Cefepim	Maxipime	51
Cefixim	Cephoral	52
Cefotaxim	Claforan	53
Cefotiam	Spizef	54

Generics	Handelsnamen (Auswahl)	Seite
Cefoxitin	Mefoxitin	55
Cefpodoximproxetil	Orelox, Podomexef	56
Ceftazidim	Fortum	57
Ceftibuten	Keimax	59
Ceftriaxon	Rocephin	60
Cefuroxim	Zinacef, Cefuroxim-Lilly	61
Cefuroximaxetil	Elobact, Zinnat	62
Chloramphenicol	Paraxin	63
Ciprofloxacin	Ciprobay	64
Clarithromycin	Klacid, Cyllind, Mavid	65
Clindamycin	Sobelin	66
Colistin	Colistin	67
Cotrimoxazol (TMP/SMZ)	Eusaprim, Supracombin	68
Dicloxacillin	InfectoStaph	70
Doxycyclin	Vibramycin, Vibravenös, Supracyclin	71
Enoxacin	Enoxor	72
Ertapenem	Invanz	73
Erythromycin	Erythrocin, Paediathrocin, Monomycin	73
Ethambutol	EMB-Fatol, Myambutol	74
Flucloxacillin	Staphylex	76
Fluconazol	Diflucan, Fungata	77
Flucytosin	Ancotil	79
Fosfomycin	Infectofos	80

Generics	Handelsnamen (Auswahl)	Seite
Piperacillin	Piperacillin-ratiopharm	105
Piperacillin/Tazobactam	Tazobac	106
Propicillin	Baycillin	105
Protionamid	ektebin, Peteha	107
Pyrazinamid	Pyrafat, Pyrazinamid „Lederle"	108
Quinupristin/Dalfopristin	Synercid	109
Rifabutin	Alfacid, Mycobutin	110
Rifampicin	Rifa, Eremfat	111
Roxithromycin	Rulid, Roxigrün	112
Spectinomycin	Stanilo	113
Spiramycin	Rovamycine	176
Streptomycin	Strepto-Fatol	114
Sulbactam	Combactam	115
Sultamicillin	Unacid PD oral	43
Teicoplanin	Targocid	116
Telithromycin	Ketek	118
Tetracyclin	Achromycin	118
Tobramycin	Gernebcin	119
Vancomycin	Vancomycin CP Lilly	121
Voriconazol	VFEND	123

Handelsnamen – Generics

Handelsnamen (Auswahl)	Generics	Seite
Achromycin	Tetracyclin	118
Alfacid	Rifabutin	110
Ambacamp	Bacampicillin	42
AmBisome	Amphotericin B (liposomal)	40
Amoxypen	Amoxicillin	37
Amphotericin B	Amphotericin B	39
Ancotil	Flucytosin	79
Augmentan	Amoxicillin/Clavulansäure	38
Avalox	Moxifloxacin	96
Azactam	Aztreonam	44
Barazan	Norfloxacin	99
Baycillin	Propicillin	105
Baypen	Mezlocillin	94
Biklin	Amikacin	35
Binotal	Ampicillin	41
Bonoq	Gatifloxacin	82
Cancidas	Caspofungin	46
Cefuroxim-Lilly	Cefuroxim	61
Cephoral	Cefixim	52

Handelsnamen (Auswahl)	Generics	Seite
Ceporexin	Cefalexin	48
Certomycin	Netilmicin	97
Ciprobay	Ciprofloxacin	64
Claforan	Cefotaxim	53
Clamoxyl	Amoxicillin	37
Clont	Metronidazol	93
Colistin	Colistin	67
Combactam	Sulbactam	115
Cyllind	Clarithromycin	65
Diflucan	Fluconazol	77
ektebin	Protionamid	107
Elobact	Cefuroximaxetil	62
Elzogram	Cefazolin	50
EMB-Fatol	Ethambutol	74
Enoxor	Enoxacin	72
Eremfat	Rifampicin	111
Erythrocin	Erythromycin	73
Eusaprim	Cotrimoxazol (TMP/SMZ)	68
Flagyl	Metronidazol	93
Fortum	Ceftazidim	57
Fungata	Fluconazol	77
Furadantin	Nitrofurantoin	98
Gernebcin	Tobramycin	119
Grüncef	Cefadroxil	47

Handelsnamen (Auswahl)	Generics	Seite
Infectofos	Fosfomycin	80
InfectoStaph	Oxacillin, Dicloxacillin	102
Invanz	Ertapenem	73
Isocillin	Penicillin V	104
Isozid	Isoniazid (INH)	86
Keimax	Ceftibuten	59
Ketek	Telithromycin	118
Klacid	Clarithromycin	65
Klinomycin	Minocyclin	95
Lorafem	Loracarbef	91
Mavid	Clarithromycin	65
Maxipime	Cefepim	51
Mefoxitin	Cefoxitin	55
Megacillin oral	Penicillin V	104
Meronem	Meropenem	92
Monomycin	Erythromycin	73
Moronal	Nystatin	100
Myambutol	Ethambutol	74
Mycobutin	Rifabutin	110
Nizoral	Ketoconazol	88
Oracef	Cefalexin	48
Orelox	Cefpodoximproxetil	56
Paediathrocin	Erythromycin	73
Panoral	Cefaclor	46

Handelsnamen (Auswahl)	Generics	Seite
Paraxin	Chloramphenicol	63
Pentacarinat	Pentamidin	166
Peteha	Protionamid	107
Piperacillin-ratiopharm	Piperacillin	105
Podomexef	Cefpodoximproxetil	56
Pyrafat	Pyrazinamid	108
Pyrazinamid „Lederle"	Pyrazinamid	108
Refobacin	Gentamicin	83
Rifa	Rifampicin	111
Rocephin	Ceftriaxon	60
Rovamycine	Spiramycin	176
Roxigrün	Roxithromycin	112
Rulid	Roxithromycin	112
Sempera	Itraconazol	87
Sobelin	Clindamycin	66
Spizef	Cefotiam	54
Stanilo	Spectinomycin	113
Staphylex	Flucloxacillin	76
Strepto-Fatol	Streptomycin	114
Sulfadiazin-Heyl	Sulfadiazin	176
Supracombin	Cotrimoxazol (TMP/SMX)	68
Supracyclin	Doxycyclin	71
Synercid	Quinupristin/Dalfopristin	109

Handelsnamen (Auswahl)	Generics	Seite
Tardocillin 1200	Benzathin-Penicillin G	103
Targocid	Teicoplanin	116
Tarivid	Ofloxacin	100
Tavanic	Levofloxacin	89
Tazobac	Piperacillin/Tazobactam	106
tebesium	Isoniazid (INH)	86
Turixin	Mupirocin	243
Unacid	Ampicillin/Sulbactam	42
Unacid PD oral	Sultamicillin	43
Vancomycin CP Lilly	Vancomycin	121
VFEND	Voriconazol	123
Vibramycin	Doxycyclin	71
Vibravenös	Doxycyclin	71
Zienam	Imipenem/Cilastatin	84
Zinacef	Cefuroxim	61
Zinnat	Cefuroximaxetil	62
Zithromax	Azithromycin	44
Zyvoxid	Linezolid	90

3 Leitsätze der Antibiotikatherapie

- Ein Antibiotikum ist kein Antipyretikum. Fieber allein ist keine Indikation für Antibiotikagabe.
- Vor jeder Antibiotikatherapie Versuch einer Erregerisolierung.
- Wenn Antibiotikatherapie in 3–4 Tagen nicht anspricht, vor allem an Folgendes denken: falsche Wahl der Substanz, Substanz erreicht Infektionsort nicht, falscher Erreger (Viren!, Pilze!), Abszess, Abwehrdefekt des Patienten, Drug-Fieber, Venenkatheter, Blasenkatheter, anderer Fremdkörper (siehe Kapitel 13).
- Wenn Antibiotikatherapie unnötig, dann sofort absetzen. Je länger Antibiotika gegeben werden, umso größer ist die Gefahr der Selektion resistenter Keime, von Nebenwirkungen und Toxizität.
- Die meisten Lokalantibiotika können durch Antiseptika ersetzt werden (siehe Kapitel 21).
- Bei jedem unklaren Fieber müssen Blutkulturen entnommen werden. Ein negatives Ergebnis ist genauso wichtig wie ein positives, dann liegt mit großer Wahrscheinlichkeit eben keine Sepsis vor.
- Perioperative Antibiotikaprophylaxe so kurz wie möglich. Bei den meisten Eingriffen genügt eine Dosis. Hinweise zur perioperativen Antibiotikaprophylaxe siehe Kapitel 21.
- Die Angabe „empfindlich" im Antibiogramm heißt nicht, dass die Substanz auch wirksam sein muss. Bis zu 20% falsch-positive oder falsch-negative Ergebnisse (methodische Gründe). In vielen bakteriologischen Labors werden keine standardisierten Methoden angewandt.

- Richtige Probenentnahme und Transport (Transportmedien bei Rachenabstrichen, Wundabstrichen etc.) sind Voraussetzung für richtige Diagnostik und somit für die richtige Antibiotikatherapie (siehe Kapitel 5).
- Ein mikroskopisches Präparat (Eiter, Liquor, Urin etc.) gibt oft schon 1–3 Tage vor dem endgültigen bakteriologischen Befund außerordentlich wertvolle Hinweise auf die Erregerätiologie.
- Antibiotika werden häufig zu lange gegeben. Bei den meisten Erkrankungen genügen 3–5 Tage nach Entfieberung. Antibiotika nicht zu häufig umsetzen! Auch die beste Antibiotikakombination erzielt Entfieberung meist erst in 2–3 Tagen.
- Bleiben Sie bei den Antibiotika, mit denen Sie gute klinische Erfahrungen gemacht haben. Die neuesten, oft teuersten Substanzen haben Vorteile meist nur bei wenigen Spezialindikationen und häufig Lücken gegen klassische Infektionserreger (z. B. Chinolone der Gruppen I und II gegen Pneumokokken und Streptokokken!). Lassen Sie sich auch durch den eloquentesten Außendienstmitarbeiter und aufwendige Hochglanzprospekte nicht von Ihrer persönlichen guten klinischen oder praktischen Erfahrung mit Standardantibiotika (z. B. Penicillin, Cotrimoxazol, Erythromycin, Tetrazykline) abbringen.
- Vor Beginn einer Antibiotikatherapie Allergien ausschließen! Viele anamnestische sog. Penicillin-Allergien sind allerdings keine Allergien, also im Zweifelsfall unbedingt testen.
- Wechselwirkungen mit anderen, gleichzeitig verabreichten Medikamenten beachten.
- Für eine adäquate Antibiotikatherapie müssen auch die Verhältnisse am Ort der Infektion beachtet werden, z. B. saurer pH oder anaerobes Milieu (z. B. Abszesse). Aminoglykoside wirken beispielsweise nicht bei saurem pH und unter anaeroben Bedingungen.

- Bei Gabe von Antibiotika mit geringer therapeutischer Breite (z. B. Aminoglykoside, Vancomycin) müssen Serumspiegelkontrollen durchgeführt werden. Spitzenspiegel: max. 30 min nach Injektion bzw. Infusion, Talspiegel: unmittelbar vor der nächsten Antibiotikagabe.

Antibiotikum	Sollwerte (mg/l)	
	Spitzenspiegel	Talspiegel
Gentamicin	5–10	<2
Tobramycin	5–10	<2
Netilmicin	5–10	<2
Amikacin	20–30	<10
Vancomycin	20–40	5–10

- Einmaldosierung von Aminoglykosiden. Die Gesamtdosis kann in einer einzigen Dosis (Infusion über 1h in 100ml 0,9% NaCl) verabreicht werden. Dabei ist die Bestimmung des Spitzenspiegels nicht mehr notwendig, der Talspiegel wird nach der ersten oder zweiten Dosis, unmittelbar vor Gabe der nächsten Dosis gemessen. Er sollte <1 mg/l, auf keinen Fall aber >2 mg/l (bei Amikacin >10 mg/l) (Kumulationsgefahr!) liegen. Die Einmalgabe von Aminoglykosiden wird nicht empfohlen in der Schwangerschaft, bei Aszites, Meningitis, Endokarditis, Osteomyelitis, Verbrennungen und bei einer Krea-Clearance von <40ml/min. Für das Kindesalter ist die Datenlage noch zu dürftig, um eine durchgängige Empfehlung abgeben zu können. Die Einmaldosierung scheint in der Kombinationsbehandlung der gramnegativen Sepsis und der Mukoviszidose sinnvoll zu sein. Ansonsten existieren dieselben Kontraindikationen wie im Erwachsenenalter.

Blutkultur-Diagnostik:

- Bei V.a. auf systemische und/oder lokale Infektionen (Sepsis, Meningitis, Osteomyelitis, Pneumonie, postoperative Infekte u.a.) oder Fieber unklarer Genese: 1 aerobe BK und 1 anaerobe BK aus der 1. Vene; 1 aerobe BK und 1 anaerobe BK aus der 2. Vene.
- Bei V.a. bakterielle Endokarditis: 3 Blutentnahmen innerhalb der ersten 2–3 h aus unterschiedlichen peripheren Venen. 1 aerobe und 1 anaerobe BK aus der 1. Vene; 1 aerobe und 1 anaerobe BK aus der 2. Vene; 2 aerobe BK aus der 3. Vene (=insgesamt 6 BK).
- Bei V.a. Venenkatheterinfektion: 1 Isolator® aus dem Venenkatheter; 1 Isolator® und 1 aerobe BK aus einer peripheren Vene.

Wichtige Hinweise zur Abnahme:

Sorgfältige Hautdesinfektion (1 Minute!), pro Blutkulturdiagnostik mindestens 30 ml abnehmen, je höher die Blutmenge, umso größer die Ausbeute; auf dem Anforderungsschein Punktions- bzw. Abnahmestelle angeben.

4 Häufigste Fehler bei der Antibiotikatherapie

- Verwendung eines Breitspektrum-Antibiotikums, wenn ein Schmalspektrum-Antibiotikum ausreichen würde
- Zu lange Therapiedauer
- Intravenöse Therapie, wenn eine gleich effektive orale Therapie möglich wäre
- Kombinationstherapie, wenn ein Antibiotikum ausreichend wäre
- Keine Umstellung der Antibiotikatherapie, wenn die Antibiogramme verfügbar sind
- Keine Dosisanpassung bei eingeschränkter Leber- oder Nierenfunktion
- Keine Kenntnis der aktuellen Resistenzsituation und daher Beginn mit dem falschen Antibiotikum
- Beginn der Gabe von Antibiotika oder Antibiotikakombinationen routinemäßig für die schwersten Fälle, so als seien immer Pseudomonas oder oxacillinresistente Staphylokokken die Ursache

5 Wichtige Infektionen – wichtige mikrobiologische Diagnostik

Infektionen	Mikrobiologische Diagnostik
Eitrige Tonsillitis	Rachenabstrich ohne Transportmedium (nur Suche nach A-Streptokokken!)
Meningismus	Liquorpunktion
Jedes (!) Fieber unklarer Genese	Blutkulturen
Faulig-riechende Infektion (z. B. Sputum, Eiter, Aszites)	Verdacht auf Anaerobier-Infektion (spezielle Transportmedien!, möglichst Eiter, keine Abstriche untersuchen)
Eitrige Wundinfektion	Möglichst Eiter, Wundabstriche nur aus der Tiefe
Venenkatheterinfektion	Venenkatheterspitze, quantitative Blutkultur (z. B. Isolator®) aus Venenkatheter u. zusätzlich aus peripherer Vene (mindestens 5–10fach höhere Keimzahl aus Venenkatheter spricht für Venenkatheterinfektion)
Nosokomiale Diarrhoe, häufig nach Antibiotikatherapie	Toxinnachweis und Stuhlkultur auf Clostridium difficile
Peritonitis mit Aszites	Eiter in speziellem Transportmedium (Anaerobier!) wesentlich besser als Abstriche

Infektionen	Mikrobiologische Diagnostik
Chronische Bronchitis mit trockenem Husten	Serologie auf atypische Pneumonieerreger (z. B. Mykoplasmen, Chlamydien)
Atypische Pneumonie bei abwehrgeschwächten Patienten	Serologie auf Legionellen, Nachweis von Legionellen-Urinantigen
Osteomyelitis	Eiter, intraoperatives Material (Aspirat) wesentlich besser als Abstriche
Sekret oder Eiter aus Drainagen	Sekret oder Eiter in Transportmedium, keine Drainagenabstriche (häufige Sekundärkontamination)

Grundsätzlich gilt:
- Material möglichst rasch ins Labor bringen
- Materialentnahme vor Beginn der Antibiotikatherapie
- Ist ein sofortiger Transport ins Labor nicht möglich, dann gelten folgende Lagerungsbedingungen:
  Blutkulturen, Punktat in BK-Flaschen, Abstriche, Eiter, Liquor: Raumtemperatur, max. 2–3h
  Material, das physiologisch Keime enthält (Urin, Sputum usw.): Kühlschrank, max. 12–24h

6 Zusammenarbeit mit Mikrobiologen

- Suchen Sie sich einen Mikrobiologen als Partner, der Sie von wichtigen Befunden (z. B. A-Streptokokken im Rachenabstrich, Ergebnis mikroskopischer Präparate aus Eiter, Gelenkpunktate etc., positive Blutkulturen) telefonisch oder per Fax orientiert und nicht auf den schriftlichen Befund warten lässt.
- Arbeiten Sie möglichst mit einem Mikrobiologen zusammen, der für Sie einen Hol- und Bringdienst organisiert. Lange Transportwege verschlechtern immer die bakteriologischen Ergebnisse.
- Holen Sie den Mikrobiologen ans Krankenbett. Ein mikrobiologisches Institut, das keinen infektiologischen Service am Krankenbett liefern kann, bildet keine medizinischen Mikrobiologen, sondern theoretische Mikrobiologen aus. Schreibtischtäter gibt es in der Medizin bereits genug. Auch Chirurgen und Internisten können nur selten Telefondiagnosen stellen.
- Meiden Sie private „Laborgroßfabriken", auch wenn diese billiger arbeiten können, es sei denn, sie befinden sich in Ihrer Nachbarschaft und Sie haben dort einen Kollegen, der Sie gut und individuell auch am Krankenbett beraten kann.
- Meiden Sie Mikrobiologen, die Ihnen für jeden isolierten Keim ein Antibiogramm liefern, dies ist Beschäftigungstherapie und Geldschneiderei. Viele klinische Materialien enthalten Kontaminationskeime, die als Infektionserreger überhaupt nicht in Frage kommen können. Antibiogramme sind unnötig und unsinnig z. B. bei Pneumokokken, Strep-

tokokken der Gruppe A, vergrünenden Streptokokken, Haemophilus influenzae (lediglich β-Laktamase-Testung), Anaerobiern, Meningokokken. Die meisten Pilzantibiogramme sind mit Ausnahme von Flucytosin (Sprosspilze) falsch, da die Hemmhofdurchmesser nicht mit der In-vitro-Empfindlichkeit der Sprosspilze korrelierbar sind.

- Füllen Sie den Begleitschein möglichst gut und spezifisch aus und äußern Sie Ihre Wünsche ganz genau. Schreiben Sie beispielsweise auf Ihren Untersuchungsauftrag nicht einfach z. B. „Rachenabstrich – pathogene Keime – Antibiogramm", sondern formulieren Sie Ihren Untersuchungsauftrag so spezifisch wie möglich, also z. B. „Rachenabstrich – β-hämolysierende Streptokokken der Gruppe A – kein Antibiogramm". Das gilt auch für Stuhlproben. Schreiben Sie nicht einfach „Stuhl – pathogene Keime – Antibiogramm", sondern z. B. „Rotaviren, Salmonellen, Shigellen", wenn es sich um einen Säugling oder ein Kleinkind handelt, oder z. B. „Salmonellen oder Campylobacter", wenn es sich um einen Erwachsenen handelt, bei dem Rotaviren als Durchfallerreger praktisch nie vorkommen. Es gibt Mikrobiologen, die auch bei Staphylococcus aureus im Rachenabstrich Antibiogramme anfertigen, obwohl S. aureus keine Angina verursacht.
- Bitten Sie Ihren Mikrobiologen, dass er Ihnen mindestens halbjährlich Auswertungen der Resistenzsituation der in Ihrem Fachgebiet 5–6 häufigsten Erreger liefert und zwar ohne sog. „copy strains", also gleicher Erreger vom gleichen Patienten.
- Halten Sie sich bitte ganz genau an die Empfehlungen Ihres Mikrobiologen für Isolierung und Transport von mikrobiologischem Material. Wenn Sie beispielsweise Urin einschicken, der einige Stunden bei Zimmertemperatur herumsteht, können Sie kein vernünftiges Ergebnis erwarten. Wenn Sie eine Blasenkatheterspitze bzw. -drainagespitze einschik-

ken und nicht Urin bzw. Drainageflüssigkeit, isoliert der Mikrobiologe häufig Kontaminations- und nicht Infektionskeime.

7 Resistenz klinisch wichtiger Erreger

Die Tabelle gibt nur In-vitro-Empfindlichkeiten bzw. Resistenzen an (+ = empfindlich, ± = intermediär, 0 = resistent). In-vitro–Empfindlichkeit bedeutet nicht automatisch auch In-vivo-Wirksamkeit. Die in-vivo, also beim Patienten wirksamen Antibiotika sind im nächsten Kapitel zusammengestellt.

Tabelle 7.1. Resistenz klinisch wichtiger Erreger

	Acinetobacter	Aeromonas	Actinomyces	Bacteroides fragilis	Burkholderia cepacia	Chlamydien	Citrobacter	Clostridien	Corynebacterium jekeium	Enterobacter	Enterococcus faecalis	Enterococcus faecium
Amikacin	0	0	0	0	0	0	±	0	0	+	0	0
Amoxicillin, Ampicillin	0	0	+	0	0	0	±	+	0	0	+	0
Amoxicillin/Clavulansäure	0	+	+	+	0	0	0	+	0	0	+	0
Ampicillin/Sulbactam	+	+	+	+	0	0	0	+	0	0	+	0
Azithromycin	0	0	+	0	0	+	0	+	0	0	0	0
Aztreonam	0	+	0	0	0	0	+	0	0	+	0	0
Cefaclor	0	±	0	0	0	0	±	+	0	0	0	0
Cefadroxil	0	±	0	0	0	0	0	+	0	0	0	0
Cefalexin	0	±	0	0	0	0	0	+	0	0	0	0
Cefazolin	0	0	0	0	0	0	0	+	0	0	0	0
Cefepim	±	+	0	0	±	0	+	+	0	+	0	0
Cefixim	0	+	0	0	0	0	+	0	0	±	0	0
Cefotaxim	+	+	0	0	+	0	+	+	0	+	0	0
Cefotiam	0	+	0	0	0	0	±	+	0	±	0	0
Cefoxitin	0	±	0	+	0	0	±	+	0	0	0	0
Cefpodoximproxetil	0	+	0	0	0	0	+	+	0	0	0	0
Ceftazidim	+	+	0	0	+	0	+	0	0	+	0	0
Ceftibuten	0	+	0	0	+	0	+	0	0	±	0	0
Ceftriaxon	+	+	0	0	+	0	+	+	0	+	0	0
Cefuroxim	0	+	0	0	0	0	±	+	0	±	0	0
Chloramphenicol	0	+	+	+	+	+	0	+	0	0	0	0
Ciprofloxacin	+	+	0	0	0	±	+	±	+	+	±	0
Clarithromycin	0	0	+	0	0	+	0	+	0	0	±	±
Clindamycin	0	0	+	+	0	+	0	0	0	0	0	0
Cotrimoxazol	0	+	0	0	+	±	0	+	0	0	±	0
Doxycyclin	0	+	+	±	0	+	0	+	0	0	0	0
Ertapenem	0	0	+	+	0	0	+	±	0	+	0	0
Erythromycin	0	0	+	0	0	+	±	±	0	0	0	0

Tabelle 7.1. (Fortsetzung)

Escherichia coli	Haemophilus influenzae	Klebsiellen	Legionellen	Listeria monocytogenes	Moraxella catarrhalis	Mycoplasma pneumoniae	Proteus mirabilis	Proteus vulgaris	Providencia	Pseudomonas aeruginosa	Salmonellen	Serratia	Shigellen	Staphylococcus aureus (MSSA)	Staphylococcus aureus (MRSA)	Staphylococcus epidermidis	Stenotrophomonas maltophilia	Streptococcus A, B, C, G	Streptococcus pneumoniae	Streptococcus viridans	Yersinia enterocolitica
+	+	+	0	+	+	0	+	+	+	+	+	+	+	+	0	±	±	0	0	0	+
+	±	0	0	+	±	0	+	0	0	0	+	0	+	±	0	+	0	+	+	+	0
+	+	+	0	+	+	0	+	±	+	0	+	0	+	+	0	+	0	+	+	+	±
+	+	+	0	+	+	0	+	±	+	0	+	0	+	+	0	+	0	+	+	+	±
0	+	0	+	+	+	+	0	0	0	0	0	0	0	+	0	±	0	+	+	+	±
+	+	+	0	0	+	0	+	+	+	+	+	+	+	0	0	0	0	0	0	0	+
+	±	+	0	0	+	0	+	0	0	0	0	0	0	+	0	±	0	+	+	+	0
+	0	+	0	0	+	0	+	0	0	0	0	0	0	+	0	±	0	+	+	+	0
+	0	+	0	0	0	0	+	0	0	0	0	0	0	+	0	±	0	+	+	+	0
+	+	+	0	0	+	0	+	0	0	0	0	+	0	+	0	±	0	+	+	+	+
+	+	+	0	0	+	0	+	+	+	0	+	+	+	+	0	±	0	+	+	+	+
+	+	+	0	0	+	0	+	+	+	±	+	+	+	+	0	±	0	+	+	+	+
+	+	+	0	0	+	0	+	±	+	0	+	±	+	+	0	±	0	+	+	+	±
+	+	+	0	0	+	0	+	+	+	0	+	0	+	+	0	±	0	+	+	+	±
+	+	+	0	0	+	0	+	+	+	0	+	0	+	+	0	±	0	+	+	+	+
+	+	+	0	0	+	0	+	+	+	0	+	0	+	+	0	±	±	+	+	+	±
+	+	+	0	0	+	0	+	+	+	0	±	0	0	0	0	0	0	+	±	0	+
+	+	+	0	0	+	0	+	+	+	±	+	+	+	+	0	±	0	+	+	+	+
+	+	+	0	0	+	0	+	0	+	0	+	0	+	+	0	±	0	+	+	+	±
+	+	±	0	±	+	+	±	±	±	0	+	0	+	±	0	0	+	+	+	+	+
+	+	+	+	±	+	+	+	+	+	+	+	+	+	0	+	±	±	±	±	±	+
0	+	0	+	+	+	+	0	0	0	0	0	0	0	+	0	+	0	+	+	+	0
0	0	0	0	±	0	0	0	0	0	0	0	0	0	+	0	0	0	+	+	+	0
+	+	+	+	+	+	0	+	0	+	0	±	+	+	0	±	+	+	+	0	+	+
±	+	0	+	+	+	+	0	0	0	±	0	±	±	0	0	0	0	±	+	+	+
+	+	+	0	+	+	0	+	+	+	0	+	+	+	0	±	0	+	+	+	+	+
0	±	0	+	+	+	+	0	0	0	0	0	0	0	±	0	±	0	+	+	+	0

Tabelle 7.1. (Fortsetzung)

	Acinetobacter	Aeromonas	Actinomyces	Bacteroides fragilis	Burkholderia cepacia	Chlamydien	Citrobacter	Clostridien	Corynebacterium jekeium	Enterobacter	Enterococcus faecalis	Enterococcus faecium
Flucloxacillin	0	0	0	0	0	0	0	0	0	0	0	0
Fosfomycin	0	0	0	0	0	0	+	0	0	+	+	±
Gatifloxacin	+	+	0	+	±	+	+	+	+	+	+	±
Gentamicin	0	0	0	0	0	0	±	0	0	+	0	0
Imipenem	+	+	+	+	+	0	+	0	+	0	+	±
Levofloxacin	+	+	+	+	±	+	+	±	+	+	+	0
Linezolid	0	0	0	±	0	0	0	+	+	0	+	+
Loracarbef	0	±	0	0	0	0	±	0	0	0	0	0
Meropenem	+	+	+	+	+	0	+	+	0	+	±	0
Metronidazol	0	0	±	+	0	0	0	0	+	0	0	0
Mezlocillin	0	+	+	+	+	0	+	0	+	+	+	±
Moxifloxacin	+	+	0	+	0	+	+	±	+	+	±	0
Netilmicin	0	0	0	0	0	0	±	0	0	+	0	0
Nitrofurantoin	0	+	0	0	0	0	+	0	0	±	±	0
Norfloxacin	0	+	0	0	0	0	+	0	0	+	0	0
Ofloxacin	±	+	±	0	0	+	+	±	+	+	±	0
Penicillin	0	0	+	0	0	0	0	+	0	0	0	0
Piperacillin	0	+	+	±	±	0	+	+	0	+	+	±
Piperacillin/Tazobactam[1]	+	+	+	+	±	0	+	+	0	+	+	±
Quinupristin/Dalfopristin	0	0	+	0	0	+	0	+	+	0	0	+
Roxithromycin	0	0	+	0	0	+	0	+	0	0	±	±
Telithromycin	0	0	+	±	0	+	0	+	0	0	±	±
Tobramycin	+	0	0	0	0	0	0	0	0	+	0	0
Vancomycin/Teicoplanin	0	0	+	0	0	0	0	+	+	0	+	±

[1] bzw. Piperacillin/Sulbactam

Tabelle 7.1. (Fortsetzung)

Escherichia coli	Haemophilus influenzae	Klebsiellen	Legionellen	Listeria monocytogenes	Moraxella catarrhalis	Mycoplasma pneumoniae	Proteus mirabilis	Proteus vulgaris	Providencia	Pseudomonas aeruginosa	Salmonellen	Serratia	Shigellen	Staphylococcus aureus (MSSA)	Staphylococcus aureus (MRSA)	Staphylococcus epidermidis	Stenotrophomonas maltophilia	Streptococcus A, B, C, G	Streptococcus pneumoniae	Streptococcus viridans	Yersinia enterocolitica
0	0	0	0	0	0	0	0	0	0	0	0	0	0	+	0	±	0	+	+	+	0
+	+	±	0	0	+	0	+	±	±	±	+	±	+	+	±	±	0	+	+	+	+
+	+	+	+	+	+	+	+	+	±	±	±	±	+	+	0	+	+	+	+	+	+
+	+	+	0	+	0	+	+	+	+	+	+	+	+	+	0	±	0	0	0	0	+
+	+	+	+	+	+	0	+	+	+	+	+	+	+	+	0	+	0	+	+	+	+
+	+	+	+	±	+	+	+	+	+	+	+	+	+	0	+	±	+	+	+	±	+
0	±	0	+	±	±	+	0	0	0	0	0	0	0	+	+	+	0	+	+	+	0
+	+	+	0	0	+	0	+	+	+	+	+	+	+	0	±	0	+	+	+	+	0
+	+	+	+	+	+	0	+	+	+	+	+	+	+	+	0	+	+	+	+	+	+
0	0	0	0	0	0	0	0	0	0	0	0	0	0	0	0	0	0	0	0	0	0
+	+	+	0	+	0	0	+	+	+	±	+	+	+	0	0	0	0	+	+	+	+
+	+	+	+	+	+	+	+	+	0	+	±	+	+	±	+	±	+	+	+	+	+
+	+	+	0	+	0	+	+	+	+	+	+	+	+	0	±	0	0	0	0	0	+
+	+	±	0	0	0	0	0	0	0	0	+	0	0	+	0	+	0	+	+	+	0
+	+	+	+	0	+	0	+	+	+	+	±	+	+	+	±	0	±	0	0	0	+
+	+	+	+	±	+	+	+	+	+	+	±	+	+	+	0	±	+	±	±	±	+
+	±	0	0	+	0	0	+	0	0	0	±	0	0	0	0	0	0	+	+	+	0
+	+	±	0	+	±	0	+	+	+	+	±	+	±	0	±	±	+	±	+	±	+
+	+	+	0	+	0	+	+	+	+	+	+	+	+	0	+	±	+	+	+	+	+
0	±	0	0	+	0	+	0	0	0	0	0	0	0	+	+	+	0	+	+	+	0
0	+	0	+	+	+	+	0	0	0	0	0	0	0	+	0	+	0	+	+	+	0
+	+	+	0	+	+	0	+	+	+	+	+	+	+	0	±	0	0	0	0	0	+
0	0	0	0	+	0	0	0	0	0	0	0	0	0	+	+	+	0	+	+	+	0

8 Häufigste Erreger – Antibiotikaauswahl

Tabelle 8.1. Häufigste Erreger – Antibiotikaauswahl

Erreger	1. Wahl[1]	Alternativen
Acinetobacter baumannii	Ampicillin/ Sulbactam, Carbapeneme	Cotrimoxazol, Chinolone
Actinomyces israelii	Penicillin G, Ampicillin	Doxycyclin, Makrolide
Aeromonas hydrophila	Chinolone	Cotrimoxazol
Alcaligenes xylosoxidans	Carbapeneme	Cotrimoxazol, AP-Penicilline[2]
Aspergillus Spezies	Amphotericin B ± 5-Flucytosin	Itraconazol, Caspofungin, Voriconazol
Bacillus anthracis	Penicillin G	Ciprofloxacin, Levofloracin, Tetracycline
Bacillus cereus, subtilis	Vancomycin, Clindamycin	Carbapeneme, Chinolone
Bacteroides fragilis	Metronidazol	Clindamycin, Ampicillin/Sulbactam, Amoxicillin/Clavulansäure

[1] bis Antibiogramm vorliegt
[2] Antipseudomonas-Penicilline: Piperacillin, Mezlocillin

Tabelle 8.1. (Fortsetzung)

Erreger	1. Wahl[1]	Alternativen
Bartonellen	Makrolide, Chinolone	Doxycyclin
Bordetella Spezies	Makrolide	Cotrimoxazol, Ampicillin
Borrelia burgdorferi	Penicillin, Doxycyclin, Ceftriaxon, Amoxicillin	Cefuroximaxetil, Cefpodoximproxetil, Makrolide
Brucellen	Doxycyclin + Rifampicin, Doxycyclin + Aminoglykosid	Meropenem
Burkholderia cepacia	Cotrimoxazol, Ciprofloxacin	Meropenem
Campylobacter Spezies	Makrolide	Tetracycline, Chinolone
Candida Spezies	Imidazole	Amphotericin B ± 5-Flucytosin
Chlamydien	Tetracycline	Makrolide, Chinolone (Gr. III, IV)
Citrobacter Spezies	Carbapeneme	Chinolone, Cephalosporine (3. Gen)
Clostridium difficile	Metronidazol	Vancomycin
Clostridium Spezies	Penicillin G	Tetracycline, Clindamycin
Corynebacterium diphtheriae	Penicillin G + Antitoxingabe	Makrolide, Clindamycin

Tabelle 8.1. (Fortsetzung)

Erreger	1. Wahl[1]	Alternativen
Corynebacterium jeikeium	Vancomycin, Teicoplanin	Chinolone, Penicillin G + Aminoglykosid
Coxiella burnetii	Doxycyclin	Chinolone
Eikenella corrodens	Penicillin G, Ampicillin	Chinolone
Enterobacter Spezies	Carbapeneme	Chinolone
Enterococcus faecalis	Ampicillin (± Aminoglykosid[3])	Vancomycin, Teicoplanin
Enterococcus faecium	Vancomycin, Teicoplanin	Quinupristin/Dalfopristin, Linezolid
Enterococcus faecium (VRE)[4]	Quinupristin/ Dalfopristin, Chloramphenicol	Linezolid, Ampicillin + Ciprofloxacin ± Gentamicin, Ampicillin + Imipenem
Escherichia coli	Ampicillin/Sulbactam, Amoxicillin/ Clavulansäure	Cephalosporine (2./3.Gen.), Chinolone
Flavobacterium meningosepticum	Vancomycin + Rifampicin	Cotrimoxazol, Rifampicin
Francisella tularensis	Aminoglykoside	Streptomycin, Chinolone
Fusobakterien	Penicillin G	Metronidazol, Clindamycin

[3] bei „High-level-Aminoglykosidresistenz": Ampicillin + Vancomycin, Rifampicin + Vancomycin

[4] VRE=Vancomycin resistent

Tabelle 8.1. (Fortsetzung)

Erreger	1. Wahl[1]	Alternativen
Gardnerella vaginalis	Metronidazol	Clindamycin
Gonokokken	Penicillin G, Cephalosporine (2./3. Gen.)	Chinolone, Spectinomycin
Haemophilus influenzae	Cephalosporine, Ampicillin/Sulbactam, Amoxicillin/ Clavulansäure	Cotrimoxazol, Makrolide, Chinolone
Helicobacter pylori[5]	Amoxicillin, Clarithromycin	Metronidazol, Levofloxacin
Kingella kingae	Penicillin G, Ampicillin	Cephalosporine, Aminoglykoside
Klebsiellen	Cephalosporine (3. Gen.)	Chinolone
Laktobazillen	Penicillin G	Clindamycin, Erythromycin
Legionella pneumophila	Makrolide ± Rifampicin	Ciprofloxacin ± Rifampicin, Chinolone (Gr. III/IV) ± Rifampicin
Leptospiren	Penicillin G	Tetracycline
Listerien	Ampicillin ± Aminoglykoside	Penicillin G, Cotrimoxazol
Meningokokken	Penicillin G	Cefotaxim, Ceftriaxon

[5] Kombinationstherapie

Tabelle 8.1. (Fortsetzung)

Erreger	1. Wahl[1]	Alternativen
Moraxella catarrhalis	Ampicillin/Sulbactam, Amoxicillin/Clavulansäure, Cotrimoxazol	Makrolide, Chinolone, Oralcephalosporine (2./3. Gen.)
Morganellen	Cephalosporine (3. Gen.)	Ampicillin/Sulbactam, Amoxicillin/Clavulansäure, Chinolone, Carbapeneme
Mycoplasma pneumoniae	Makrolide	Tetracycline, Chinolone (Gr. III, IV)
Nokardien	Cotrimoxazol	Minocyclin, Amikacin + Carbapeneme
Pasteurella multocida	Penicillin G	Cephalosporine (2./3.Gen.), Tetracycline, Cotrimoxazol
Peptostreptokokken	Penicillin G	Clindamycin, Metronidazol
Pneumokokken	Penicillin G	Makrolide, Cephalosporine
Pneumokokken (penicillinresistent)	Cephalosporine (3. Gen.)	Chinolone (Gr. III, IV), Vancomycin, Telithromycin
Propionibakterien	Penicillin G	Tetracycline, Clindamycin
Proteus mirabilis	Ampicillin	Cephalosporine, Cotrimoxazol
Proteus vulgaris	Cephalosporine (3. Gen.)	Chinolone, Carbapeneme

Tabelle 8.1. (Fortsetzung)

Erreger	1. Wahl[1]	Alternativen
Providencia Spezies	Cephalosporine (3. Gen.)	Chinolone, Cotrimoxazol
Pseudomonas aeruginosa	AP-Penicilline[2], AP-Cephalo-sporine[6] jeweils ± Aminoglykoside	Chinolone, Carbapeneme
Rickettsien	Tetrazykline	Chinolone, Chloramphenicol
Salmonella typhi/paratyphi	Chinolone, Chloramphenicol	Cephalosporine (3. Gen.), Cotrimoxazol
Salmonella enteritidis	keine Antibiotika-therapie	–
Serratia marcescens	Cephalosporine (3. Gen.), Chinolone	Carbapeneme
Shigellen	Chinolone	Cotrimoxazol
Staphylokokken (MSSA)[7]	Flucloxacillin	Cephalosporine (1./2. Gen.)
Staphylokokken (MRSA)[8]	Vancomycin, Teicoplanin	Quinupristin/ Dalfopristin[9], Linezolid
Staphylokokken (MRSE)[10]	Vancomycin, Vancomycin ± Rifampicin	Teicoplanin, Quinu-pristin/Dalfopristin, Linezolid

[6] Antipseudomonas-Cephalosporine: Ceftazidim, Cefepim
[7] Methicillin-(=Oxacillin-)empfindliche S. aureus
[8] Methicillin-(=Oxacillin-)resistente S. aureus
[9] weitere Alternativen bei Methicillin-resistenten S. epidermi-dis: Cotrimoxazol ± Fusidinsäure o. Rifampicin, Fosfomycin + Cefotaxim, Cotrimoxazol i.v., Nitrofurantoin bei HWI
[10] Methicillin-(=Oxacillin-)resistente S. epidermidis

Tabelle 8.1. (Fortsetzung)

Erreger	1. Wahl[1]	Alternativen
Staphylokokken (GISA)[11]	Vancomycin + Flucloxacillin, Vancomycin + Gentamicin	Ampicillin/Sulbactam, Quinupristin/Dalfopristin, Linezolid
Stenotrophomonas maltophilia	Cotrimoxazol	Chinolone, Minocyclin
Streptokokken (aerob und anaerob)	Penicillin G	Cephalosporine, Makrolide
Treponema pallidum	Penicillin G	Doxycyclin, Ceftriaxon
Ureaplasma	Tetracycline	Makrolide
Vibrionen	Tetracycline	Cotrimoxazol, Chinolone
Yersinia enterocolitica	Cotrimoxazol	Chinolone

[11] Glykopeptid-(=Vancomycin, Teicoplanin) intermediär empfindlich

9 Antibiotika, Antimykotika: Spektrum – Dosierung – Nebenwirkungen

Amikacin	**Biklin®**

Spektrum:

Grampositive (Staphylokokken, nicht: Pneumokokken, Streptokokken, Enterokokken), gramnegative Keime, insbesondere gentamicinresistente Erreger; nur schwach wirksam gegen H. influenzae; bei Enterobakterien synergistische Wirkung mit β-Laktam-Antibiotika

Dosierungen:

- Erwachsene

  10–15 mg/kg/die verteilt auf 1–3 Dosen i.m., i.v. vorzugsweise 30–60 min Kurzinfusion
  Harnweginfektionen: 7,5 mg/kg/die i.m. verteilt auf 1–2 Dosen

- Kinder
  >1. Lebensjahr

  15 mg/kg/die i.m., i.v. verteilt auf 1–3 Dosen; Inf. über 1–2 h

- Neugeborene
  <1 Lebenswoche

  initial 1 × 10 mg/kg i.m., i.v., dann 15 mg/kg/die i.v., i.m. verteilt auf 2 Dosen (auch bei Körpergewicht unter 1200 g); Inf. über 1–2 h

- Neugeborene
  >1 Lebenswoche

  initial 1 × 10 mg/kg i.v., i.m., dann 15 mg/kg/die i.v., i.m. verteilt auf 3 Dosen, ab 4. Lebenswoche Einmaldosierung möglich; Inf. über 1–2 h

Bei Niereninsuffizienz (Erwachsene)	GFR	Krea	Max Dos. (g)	DI(h)
	120	0,8	0,25	6
	45	2,0	0,125	8
	18	3,5	0,125	12
	8	6,0	0,1	12

GFR	Krea	Max Dos. (g)	DI(h)
2	15,5	0,125[1]	24
0,5		0,125[1]	24–48[2]

[1] in lebensbedrohlichen Fällen Initial-dosis von 0,5 g

[2] 2–3 Hämodialysen/Woche werden in diesen Fällen für erforderlich gehalten. 1 Normaldosis initial

Bei Niereninsuffizienz (Kinder)	GFR	Dosis (% der Normaldosis)
	40	40 (2 Einzeldosen)
	20	25 (1 Einzeldosis); LD 10 mg/kg
	10	20 (2 Einzeldosen); LD 7,5 mg/kg
	Anurie	10 (1 Einzeldosis); LD 5 mg/kg bzw. 33% n. HD LD=Loading Dose

Nebenwirkungen:

Nephrotoxizität und Ototoxizität insbesondere bei langer Therapiedauer (>10 Tage), hoher Dosierung (mehr als 15 g, >32 µg/ml Spitzenspiegel, >10 µg/ml Talspiegel), vorangegangener Aminoglykosidtherapie und gleichzeitiger Gabe von Furosemid, Etacrynsäure oder anderen nephro- oder ototoxischen Substanzen. Blutbildveränderungen, Arthralgie, Fieber, Überempfindlichkeitsreaktionen, neuromuskuläre Blockade

Kontraindikationen:

Parenterale Gabe im 1. Trimenon der Schwangerschaft, ab 4. Schwangerschaftsmonat nur bei vitaler Indikation; Myasthenia gravis; vorbestehende Nieren- oder Gehörschäden

Bemerkungen:

Aminoglykosid der Wahl bei gentamicinresistenten Keimen und bei Serratia. Aminoglykosidlösungen nicht mit Penicillinen oder Cephalosporinen mischen (Inaktivierung der Aminoglykoside)

Amoxicillin   Amoxypen®, Clamoxyl®

Spektrum:
Grampositive (nicht S. aureus) und gramnegative Keime (H. influenzae ca. 10% Resistenz)

Dosierungen:
- Erwachsene, Kinder >6 Jahre   1,5–3 g (max. 4–6 g)/die in 3–4 Dosen

- Kinder <6 Jahre   40–50(–100) mg/kg/die verteilt auf 3 bis 4 Dosen

Bei Niereninsuffizienz (Erwachsene)   Bei GFR <30 ml/min Reduktion auf $^2/_3$ der Normdosis; bei GFR <20 ml/min auf $^1/_3$ der Normdosis

Bei Niereninsuffizienz (Kinder)

GFR	Dosis (% der Normaldosis)
40	100
20	60 (2 Einzeldosen)
10	30 (2 Einzeldosen)
Anurie	15 (1 Einzeldosis) bzw. 30 n. HD

Nebenwirkungen:
Gastrointestinale Symptome, Durchfall, Exanthem (durchschnittl. 8%, speziell bei Patienten mit infektiöser Mononukleose und anderen Viruserkrankungen, lymph. Leukämie), Fieber, selten Transaminasenerhöhung, interstitielle Nephritis

Kontraindikationen:
Penicillinallergie, infektiöse Mononukleose und chronische lymphatische Leukämie (in >50% Exantheme)

Bemerkungen:
2–3-fach besser resorbiert als Ampicillin

Amoxicillin/ Clavulansäure	Augmentan®

Spektrum:
Grampositive (nicht E. faecium), gramnegative Bakterien, besonders H. influenzae, β-Laktamasebildner, Anaerobier

Dosierungen:
- Erwachsene und Kinder > 12 Jahre

  3 × 625–1250 mg bzw. 2 × 1000 mg p.o.
  3 × 1,2–2,2 g i.v.

- Kinder > 1. Lebensjahr

  37,5–50 mg/kg/die p.o. verteilt auf 3 Dosen
  80 mg/kg/die p.o. verteilt auf 2 Dosen bei Otitis media
  60–96 mg/kg/die i.v. verteilt auf 3 Dosen

- Säuglinge < 3. Lebensmonat

  88 mg/kg/die i.v. verteilt auf 2 Dosen

- Säuglinge > 3. Lebensmonat

  60–96 mg/kg/die i.v. verteilt auf 2–3 Dosen
  30–50 mg/kg/die p.o. verteilt auf 3 Dosen

Bei Niereninsuffizienz (Erwachsene)

Bei einer Kreatininclearance von 30–10 ml/min 1,2 g i.v. initial, dann 600 mg i.v. alle 12 Stunden, bei einer Kreatininclearance < 10 ml/min initial 1,2 g i.v., dann 600 mg i.v. alle 24 Stunden. Bei Hämodialyse initial 1,2 g i.v., am Ende der Hämodialyse zusätzlich 600 mg i.v.

Bei Niereninsuffizienz (Kinder)	GFR	Dosis (% der Normaldosis)
	40	100
	20	25 (2 Einzeldosen)
	10	25 (2 Einzeldosen)
	Anurie	15 (1 Einzeldosis) bzw. 30 n. HD

Nebenwirkungen:

Gastrointestinale Symptome, Durchfall, Exanthem durchschnittlich 1–2% (bei Patienten mit infektiöser Mononukleose, anderen Viruserkrankungen und lymph. Leukämie häufiger); Fieber, selten Transaminasenerhöhung, interstitielle Nephritis; pos. Coombs-Test, Hepatitis/cholestatische Gelbsucht (selten)

Kontraindikationen:

Penicillinallergie, infektiöse Mononukleose und lymphatische Leukämie (Exanthembildung), schwere Leberfunktionsstörung, Anwendung in der Schwangerschaft nur unter sorgfältiger Nutzen-Risiko-Abwägung

---

Amphotericin B   Amphotericin B®, AmBisome®

Spektrum:

Gut wirksam bei vielen Candidaarten, Aspergillen, Histoplasmose, Sporotrichose, Cryptococcose, Blastomykose u.a., nicht bei Dermatophyten

Dosierungen:

- Erwachsene und Kinder

Initialdosis von 0,1–0,25 mg/kg/die i.v., Dosissteigerung täglich um 0,1 bis 0,25 mg/kg bis auf eine Gesamttagesdosis von 0,6–1 mg/kg/die i.v., bei lebensbedrohlicher Infektion sofort mit 0,5–0,7(–1) mg/kg/die i.v. beginnen, auch in der Kombination mit 5-FC. AmBisome® bis 3 mg/kg/die steigern

Kombination mit Flucytosin:
1. Tag: 100–150 mg/kg/die Flucytosin + 0,1 mg/kg/die Amphotericin B,
2. Tag: 150 mg/kg/die Flucytosin + 0,2 mg/kg/die Amphotericin B,
ab 3. Tag: 150 mg/kg/die Flucytosin + 0,3 mg/kg/die Amphotericin B. Empfindlichkeit gegen Flucytosin testen!

Bei Niereninsuffizienz (Erwachsene und Kinder)   Die Gabe von Amphotericin B bei einem auch völlig niereninsuffizienten Patienten führt zu keiner Kumulation

Nebenwirkungen:
Fieber, Schüttelfrost, Erbrechen, Thrombophlebitis, Nephrotoxizität (mit Hämaturie, Proteinurie, Azotämie, Hyperkaliurie, Hypokaliämie u.a.), selten Arrhythmien (bis zum Herzstillstand), Blutbildungsstörungen, Hepatotoxizität, periphere und zentrale Neurotoxizität, Rückenschmerzen (bei liposomalem Amphotericin B)

Kontraindikationen:
Drohendes Nierenversagen und Kombination mit anderen nephrotoxischen Medikamenten, schwere Leberfunktionsstörung (bei AmBisome® allerdings keine Dosisanpassung notwendig), in der Schwangerschaft und Stillperiode nur bei vitaler Indikation

Bemerkungen:
Laufende Kontrolle von Nierenfunktion und Serumelektrolyten, Blutbild und Leberfunktion nötig, Hyponatriämieausgleich vermindert die Nephrotoxizität, Heparin (1000 IE) zur Infusionslösung verringert die Thrombophlebitisgefahr, bei Fieberreaktionen Gabe von Kortikosteroiden, bei beginnender Nierenschädigung (Serum-Krea >3 mg/dl) Therapie-unterbrechung bis zur Normalisierung des Serum-Kreatinins. Die kontinuierliche Infusion von Amphotericin B verringert

die Toxizität und erlaubt eine Dosierung bis zu 2 mg/kg/die. Als neueres Mittel ist liposomales Amphotericin B (AmBisome®) auf dem Markt, damit kann eine höhere Dosierung (1–3 mg/kg/die) gewählt werden mit weniger, aber den gleichen Nebenwirkungen. Kein synergistischer Effekt mit 5–FC

Ampicillin	**Binotal®**

Spektrum:
Wie Amoxicillin; Mittel der Wahl bei Listerien

Dosierungen:
- Erwachsene und Kinder >6 Jahre
  $3-4 \times (0,5-)1$ g p.o.
  1,5–6(–15) g/die i.v. in 2–4 Dosen
- Kinder >1. Lebensjahr
  50–100 mg/kg/die p.o. verteilt auf 2–4 Dosen
  100–400 mg/kg/die i.v. verteilt auf 2–4 Dosen
- Neugeborene <1 Lebenswoche
  25–50 mg/kg/die p.o. verteilt auf 2–4 Dosen (bei Körpergewicht unter 1200 g: 25–50 mg/kg/die verteilt auf 2–4 Dosen)
  50 mg/kg/die i.m. verteilt auf 2–4 Dosen
  bei Meningitis: 150 mg/kg/die i.v. verteilt auf 3 Dosen
- Neugeborene >1 Lebenswoche
  25–50 mg/kg/die p.o. verteilt auf 3–4 Dosen (bei Körpergewicht unter 1200 g: 25–50 mg/kg/die verteilt auf 2 Dosen)
  100 mg/kg/die i.m., i.v. verteilt auf 3 Dosen
  bei Meningitis: 200–400 mg/kg/die i.v. verteilt auf 4 Dosen

Bei Niereninsuffizienz (Erwachsene)	Bei GFR <30 ml/min Reduktion auf $2/3$ der Normdosis; bei GFR <20 ml/min auf $1/3$ der Normdosis

Bei Niereninsuffizienz (Kinder)	GFR	Dosis (% der Normaldosis)
	40	100
	20	50 (3 Einzeldosen)
	10	25 (3 Einzeldosen)
	Anurie	15 (1–2 Einzeldosen) bzw. 30 n. HD

Nebenwirkungen:
Gastrointestinale Symptome, Durchfall, Exanthem (durchschnittlich 8%, speziell bei Patienten mit infektiöser Mononukleose und anderen Viruserkrankungen, lymph. Leukämie), Fieber, selten Transaminasenerhöhung, interstitielle Nephritis

Kontraindikationen:
Penicillinallergie, infektiöse Mononukleose und chronische lymphatische Leukämie (in >50% Exantheme)

Bemerkungen:
Eine Alternative zur oralen Therapie ist Bacampicillin (Ambacamp 800®), das 2–3fach besser resorbiert wird als Ampicillin und daher weniger gastrointestinale Nebenwirkungen hat

- Erwachsene $2–3 \times 800$ mg p.o.
- Kinder   30–50 mg/kg/die p.o. verteilt auf
  >1. Lebensjahr   2–3 Dosen

Ampicillin/ Sulbactam	**Unacid®**

Spektrum:
Grampositive, gramnegative Bakterien, besonders H. influenzae und Acinetobacter, β-Laktamasebildner, Anaerobier

Dosierungen:

- Erwachsene $3-4 \times 0{,}75-3$ g i.v., i.m.

- Kinder ab   150 mg/kg/die i.v. verteilt auf
  2. Lebenswoche   3–4 Dosen

- Frühgeborene und   75 mg/kg/die i.v. verteilt auf 2 Dosen
  Neugeborene in der
  1. Lebenswoche

Bei Niereninsuffizienz (Erwachsene)	GFR	Krea	Max. Dos. (g)	DI (h)
	120	0,8	3	6–8
	45	2,0	3	6–8
	18	3,5	3	12
	8	6,0	3	24
	2	15,5	3	48

Bei Niereninsuffizienz (Kinder)	GFR	Dosis (% der Normaldosis)
	40	75 (3 Einzeldosen)
	20	50 (2 Einzeldosen)
	10	30 (2 Einzeldosen)
	Anurie	10 (1 Einzeldosis)

Nebenwirkungen:

Gastrointestinale Symptome, Durchfall, Exanthem (durchschnittlich 8%, speziell bei Patienten mit infektiöser Mononukleose und anderen Viruserkrankungen, lymph. Leukämie), Fieber, selten Transaminasenerhöhung, interstitielle Nephritis

Kontraindikationen:

Penicillinallergie, infektiöse Mononukleose und lymphatische Leukämie (Exanthembildung), Anwendung in der Schwangerschaft und Stillzeit nur unter sorgfältiger Nutzen-Risiko-Abwägung

Bemerkungen:

Das orale Mittel ist als Sultamicillin (Unacid PD®) im Handel.

- Erwachsene $2 \times 375-750$ mg p.o.
- Kinder <30 kg   50 mg/kg/die verteilt auf 2 Dosen

Azithromycin   Zithromax®

Spektrum:
Staphylokokken, Streptokokken, Pneumokokken, Coryne-bact. diphtheriae, Mykoplasmen, B. pertussis, Legionellen, Chlamydien, H. influenzae, Moraxella catarrhalis, Gonokok-ken, Borrelia burgdorferi, Campylobacter, relativ häufig resistente Staphylokokken

Dosierungen:
- Erwachsene 1×500 mg p.o. 3 Tage lang.
                      Die Gesamtdosis von 1,5 g (Kinder 30 mg/kg) kann auch über 5 Tage gegeben werden

- Kinder 1×10 mg/kg p.o. 3 Tage lang

Bei Niereninsuffizienz Keine Dosisreduktion erforderlich

Nebenwirkungen:
3–6% gastrointestinale Nebenwirkungen, Arrhythmien, selten Anstieg von Leberfunktionsparametern, bei hohen Dosen Hörstörungen, Schwindel, Ohrgeräusche

Kontraindikationen:
Stark eingeschränkte Leberfunktion, Überempfindlichkeit gegen Makrolide

Bemerkungen:
Bei urogenitalen Chlamydien- oder Gonokokkeninfektionen einmalig 1 g Azithromycin in einer Einzeldosis

Aztreonam   Azactam®

Spektrum:
Sehr gute In-vitro-Aktivität gegen gramnegative Keime, einschl. Pseudomonas aeruginosa, unwirksam gegen grampositive Keime und Anaerobier

Dosierungen:

• Erwachsene	$2-3 \times 0,5-2$ g i.v., i.m. nur bis 3×1 g
• Kinder >2. Lebensjahr	150–200 mg/kg/die i.v. in 3–4 Dosen
• Kinder >1. Lebenswoche	90–120 mg/kg/die i.v. in 3–4 Dosen
Bei Niereninsuffizienz (Erwachsene)	Bei GFR <30 ml/min Reduktion auf $1/2$ der Normdosis; bei GFR <10 ml/min auf $1/4$ der Norm-dosis

Bei Niereninsuffizienz (Kinder)

GFR	Dosis (% der Normaldosis)
40	75 (3 Einzeldosen)
20	50 (2 Einzeldosen)
10	25 (2 Einzeldosen)
Anurie	15 (1 Einzeldosis)

Nebenwirkungen:

Allergische Reaktionen, gastrointestinale Beschwerden, Nierenfunktionsstörungen, Transaminasenanstieg, selten Blutbildveränderungen, peripher- und zentralnervöse Störungen

Kontraindikationen:

Strenge Indikationsstellung während Schwangerschaft und Stillperiode

Bemerkungen:

Bei schweren Lebererkrankungen Dosisreduktion auf $1/4$–$1/5$ der Normaldosis. Selten Kreuzallergie mit Penicillinen oder Cephalosporinen. Synergismus mit Gentamicin gegen P. aeruginosa und K. pneumoniae

Caspofungin   Cancidas®

Spektrum:
Candida Spezies einschl. der Azol- und Amphotericin B-resistenten Spezies, Aspergillus Spezies. Wegen der noch ausstehenden Etablierung der In-vitro-Testung und der Festlegung von Grenzwerten ist eine Bewertung der Empfindlichkeit anderer pathogener Pilze aufgrund der bisher publizierten In-vitro-Daten noch nicht möglich.

Dosierungen:
- Erwachsene   1 × 70 mg i.v. am ersten Tag
                      < 80 kg: 1 × 50 mg ab dem 2. Tag
                      > 80 kg: 1 × 70 mg ab dem 2. Tag

Bei Niereninsuffizienz Keine Dosisanpassung erforderlich

Nebenwirkungen:
Fieber, Phlebitis, Kopfschmerz, Diarrhoe, Übelkeit, Erbrechen, Schüttelfrost, Transaminasenanstieg

Kontraindikationen:
Nur nach Nutzen-Risiko-Abwägung in der Schwangerschaft und Stillzeit; zur Unbedenklichkeit und Wirksamkeit bei Kindern liegen keine Erkenntnisse vor

Bemerkungen:
Erster Vertreter der neuen Antimykotikaklasse der Echinocandine mit breitem Wirkspektrum und guter Verträglichkeit

Cefaclor   Panoral®

Spektrum:
Grampositive (nicht Enterokokken), gramnegative Bakterien (besonders E. coli, Proteus mirabilis, Klebsiella, Haemophilus), nicht bei Pseudomonas, Serratia, indol-pos. Proteus, Enterobacter, Acinetobacter

Dosierungen:

- Erwachsene   3 × 0,5 g p.o. (Streptokokken, Pneumokokken)

  3 × 1 g p.o. (gramneg. Erreger und S. aureus)

- Kinder   (20–)40 mg/kg/die p.o. verteilt auf
  > 1. Lebensjahr   3 Dosen

Bei Niereninsuffizienz (Erwachsene und Kinder)   Cefaclor kann bei eingeschränkter Nierenfunktion ohne Dosisanpassung verabreicht werden. Bei Hämodialysepatienten muss die Normaldosis von Cefaclor nicht verändert werden

Nebenwirkungen:

Übelkeit, Erbrechen, Durchfall, Allergien. Selten: Leukopenie, Transaminasenanstieg, interstitielle Nephritis

Kontraindikationen:

Cephalosporinallergie

Bemerkungen:

Bei bekannter anaphylaktischer Reaktion auf Penicilline nicht anwenden.

Cefadroxil	Grüncef®

Spektrum:

Grampositive (nicht Enterokokken!), gramnegative Bakterien (besonders E. coli, Proteus mirabilis, Klebsiella), nicht bei Pseudomonas, Serratia, indol-pos. Proteus, Enterobacter, Acinetobacter

Dosierungen:

- Erwachsene   2 × 1 g p.o. (Pneumokokken, Streptokokken, S. aureus)

  2 × 1(–2) g p.o. (gramnegative Erreger)

  1 × 1 g p.o. (Tonsillitis)

- Kinder   50(–100) mg/kg/die p.o. verteilt auf
  > 1. Lebensjahr   2 Dosen;
                    bei Tonsillitis 1/2 Dosis 1 × tgl.

- Neugeborene   50 mg/kg/die p.o. verteilt auf 2 Dosen
  > 1 Lebensmonat

Bei Niereninsuffizienz (Erwachsene)	GFR	Max. Dos. (g)	DI (h)
	>50	1,0	12
	25–50	0,5	12
	10–25	0,5	24
	0–10	0,5	36

Bei Niereninsuffizienz (Kinder)	GFR	Dosis (% der Normaldosis)
	40	50 (2 Einzeldosen)
	20	35 (1 Einzeldosis)
	10	25 (1 Einzeldosis)
	Anurie	15 (1 Einzeldosis)

Nebenwirkungen:
Übelkeit, Erbrechen, Durchfall, Allergien. Selten: Eosinophilie, Leukopenie, Transaminasenanstieg, interstitielle Nephritis, Kopfschmerzen

Kontraindikationen:
Cephalosporinallergie

Bemerkungen:
Bei bekannter anaphylaktischer Reaktion auf Penicilline nicht anwenden.
Resorption durch gleichzeitige Nahrungsaufnahme nicht beeinflusst

Cefalexin	Ceporexin®, Oracef®

Spektrum:
Grampositive (nicht Enterokokken!), gramnegative Bakterien (besonders E. coli, Proteus mirabilis, Klebsiella), nicht bei

Pseudomonas, Serratia, indol-pos. Proteus, Enterobacter, Acinetobacter

Dosierungen:

- Erwachsene $2–4 \times 0{,}5–1$ g p.o.
- Kinder   50(–100) mg/kg/die p.o. verteilt
  > 1. Lebensjahr   auf 2–4 Dosen
- Neugeborene   40–60 mg/kg/die p.o. verteilt auf
                        3 Dosen

Bei Niereninsuffizienz (Erwachsene)	GFR	Max. Dos. (g)	DI (h)
	>30	0,5	4–6
	15–30	0,5	8–12
	4–15	0,5	24

Bei Niereninsuffizienz (Kinder)	GFR	Dosis (% der Normaldosis)
	40	100
	20	50 (2 Einzeldosen)
	10	25 (1 Einzeldosis)
	Anurie	20 (1 Einzeldosis)

Nebenwirkungen:
Übelkeit, Erbrechen, Durchfall, Allergien. Selten: Eosinophilie, Leukopenie, Transaminasenanstieg, interstitielle Nephritis, Kopfschmerzen

Kontraindikationen:
Cephalosporinallergie

Bemerkungen:
Bei bekannter anaphylaktischer Reaktion auf Penicilline nicht anwenden.
Wegen schlechter Wirksamkeit gegen H. influenzae und Moraxella catarrhalis unzureichende Wirksamkeit bei Otitis media und Sinusitis. Resorption durch gleichzeitige Nahrungsaufnahme wenig beeinflusst

Cefazolin   Elzogram®

Spektrum:
Grampositive (nicht Enterokokken!), gramnegative Bakterien (besonders E. coli, Proteus mirabilis, Klebsiella), nicht bei Pseudomonas, Serratia, indol-pos. Proteus, Enterobacter, Acinetobacter

Dosierungen:
* Erwachsene

  $3 \times 0,5$ g–$2 \times 1,0$ g i.m., i.v. (grampositive Erreger)
  $3 \times 1,0$ g–$2 \times 2,0$ g i.m., i.v. (gramneg. Erreger)

* Kinder
  > 1. Lebensjahr

  50(–100) mg/kg/die i.v. verteilt auf 2–3 Dosen

* Kinder
  < 1. Lebensjahr

  25–50 mg/kg/die i.v. verteilt auf 3–4 Dosen

Bei Niereninsuffizienz (Erwachsene)	GFR	Max. Dos. (g)	DI (h)
	35–54	1	8
	10–34	0,5	12
	< 10	0,5	18–24

Bei Niereninsuffizienz (Kinder)	GFR	Dosis (% der Normaldosis)
	40	75 (3 Einzeldosen)
	20	50 (3 Einzeldosen)
	10	30 (2 Einzeldosen)
	Anurie	10 (1 Einzeldosis)

Nebenwirkungen:
Übelkeit, Erbrechen, Durchfall, Allergien; selten: Eosinophilie, Leukopenie, Transaminasenanstieg, interstitielle Nephritis, Kopfschmerzen, Thrombophlebitis

Kontraindikationen:
Cephalosporinallergie

Bemerkungen:
Bei bekannter anaphylaktischer Reaktion auf Penicilline nicht anwenden

Cefepim	Maxipime®

Spektrum:
Sehr gute Wirksamkeit gegen grampositive und gramnegative Keime, v.a. Ps. aeruginosa, indol-pos. Proteus, Serratia, Enterobacter, Citrobacter. Sehr gute Wirksamkeit gegen Staphylokokken, wirksam auch gegen ceftazidimresistente grampositive und gramnegative Keime

Dosierungen:
- Erwachsene $2(-3) \times 2$ g i.v.
  und Jugendliche
  > 12 J.

Bei Niereninsuffizienz Bei einer Kreatininclearance von 30–10 ml/min 1–2 g i.v. alle 24 Stunden, bei einer Kreatininclearance unter 10 ml/min 0,5–1 g i.v. alle 24 Stunden. Nach Hämodialyse 1 g i.v.

Nebenwirkungen:
Durchfall, Thrombophlebitis, allergische Reaktionen, Fieber, Blutbildveränderungen, Transaminasenanstieg, pos. Coombs-Test, Nierenfunktionsstörungen, besonders in Kombination mit Aminoglykosiden und stark wirksamen Diuretika, Kopfschmerzen, Parästhesien

Kontraindikationen:
Cephalosporinallergie und Überempfindlichkeit gegen Arginin

Bemerkungen:
Bei bekannter anaphylaktischer Reaktion auf Penicilline nicht anwenden

Cefixim	**Cephoral®**

Spektrum:
Sehr gut wirksam gegen Streptokokken, H. influenzae u.a. gramnegative Keime, nicht S. aureus, Pseudomonas, Enterokokken

Dosierungen:
- Erwachsene — 1×400 mg p.o. oder 2×200 mg p.o.
- Kinder < 12 Jahre — 2×4 mg/kg oder 8 mg/kg/die p.o. in einer Dosis

Bei Niereninsuffizienz (Erwachsene) — Bei Kreatininclearance > 20 ml/min keine Dosisanpassung erforderlich, bei Kreatininclearance < 20 ml/min Hälfte der Normaldosis

Bei Niereninsuffizienz (Kinder)

GFR	Dosis (% der Normaldosis)
40	100
20	50 (1 Einzeldosis)
10	50 (1 Einzeldosis)
Anurie	50 (1 Einzeldosis)

Nebenwirkungen:
Übelkeit, Erbrechen, Durchfall, Allergien. Selten: Eosinophilie, Leukopenie, Transaminasenanstieg, Nephrotoxizität, Kopfschmerzen

Kontraindikationen:
Cephalosporinallergie

Bemerkungen:
Bei bekannter anaphylaktischer Reaktion auf Penicilline nicht anwenden. Nur 40–50% Resorption

Cefotaxim	Claforan®

Spektrum:

Sehr gut wirksam gegen Streptokokken, H. influenzae u.a. gramnegative Keime; nicht Staphylokokken, Pseudomonas, Enterokokken

Dosierungen:

• Erwachsene	$2–3 \times 1(–4)$ g i.v.
• Kinder >1. Lebensjahr	50(–100) mg/kg/die i.v. verteilt auf 2–3 Dosen
• Neugeborene	50–100 mg/kg/die i.v. verteilt auf 2 Dosen (auch bei Körpergewicht unter 1200 g)

Bei Niereninsuffizienz (Erwachsene)	Bei Krea-Clearance 5–10 ml/min Halbierung der Normaldosis; bei Krea-Clearance <5 ml/min max. 1 g in 2 Dosen

Bei Niereninsuffizienz (Kinder)	GFR	Dosis (% der Normaldosis)
	40	100
	20	60 (2 Einzeldosen)
	10	60 (2 Einzeldosen)
	Anurie	60 (2 Einzeldosen)

Nebenwirkungen:

Gastrointestinale Störungen, Thrombophlebitis, Exanthem, Fieber, Eosinophilie, Transaminasenanstieg, Leuko-, Thrombopenie, Anaphylaxie, pos. Coombs-Test, Nephrotoxizität, besonders in Kombination mit Aminoglykosiden

Kontraindikationen:

Cephalosporinallergie

Bemerkungen:

Bei bekannter anaphylaktischer Reaktion auf Penicilline nicht anwenden. Metabolit weniger wirksam. Bei schweren Leber-

erkrankungen sollten andere Antibiotika eingesetzt werden.
1 g Cefotaxim entspr. 2,1 mmol Natrium

Cefotiam	Spizef®

Spektrum:
Im grampositiven Bereich wirksamer als Cefoxitin und etwa
wirkungsgleich mit Cefuroxim; gegen E. coli, Klebsiella, Shi-
gella, Proteus mirabilis, Salmonella und Enterobacter aktiver
als Cefuroxim, Cefoxitin und Cefazolin; hoch wirksam gegen
β-laktamasebildende Stämme von H. influenzae, N. gonorrhoeae und S. aureus

Dosierungen:
- Erwachsene
  und Kinder
  >12 Jahre

  2–3 × 1 g i.v., i.m. (grampos. Erreger)
  2–3 × 1–2 g i.v., i.m. (gramneg.
  Erreger)

- Kinder
  >3 Monate

  50 (–100) mg/kg/die i.v. verteilt auf
  2 Dosen

- Neugeborene
  0–3 Tage

  40–60 mg/kg/die i.v. verteilt auf
  2–3 Dosen

- Neugeborene
  >4 Tage

  60–80 mg/kg/die i.v. verteilt auf
  3–4 Dosen

Bei Niereninsuffizienz (Erwachsene)

GFR	Krea	Max. Dos. (g)	DI (h)
120	0,8	2	12
45	2,0	2	12
18	3,5	1,5	12
8	6,0	1	12
2	15,5	1	24
0,5		0,5–1	24

Bei Niereninsuffizienz (Kinder)

GFR	Dosis (% der Normaldosis)
40	100 (2 Einzeldosen)
20	75 (2 Einzeldosen)

GFR	Dosis (% der Normaldosis)
10	50 (2 Einzeldosen)
Anurie	20 (1 Einzeldosis)

9

Nebenwirkungen:
Gastrointestinale Störungen, Thrombophlebitis, Exanthem, Fieber, Eosinophilie, Transaminasenanstieg, Leuko-, Thrombopenie, Anaphylaxie, pos. Coombs-Test, Nephrotoxizität, besonders in Kombination mit Aminoglykosiden

Kontraindikationen:
Cephalosporinallergie

Bemerkungen:
Bei bekannter anaphylaktischer Reaktion auf Penicilline nicht anwenden

---

Cefoxitin	**Mefoxitin®**

Spektrum:
Besonders wirksam bei E. coli, Klebsiella, indol-pos. und -neg. Proteus, Bacteroides fragilis (teilweise Resistenz bis 20%), H. influenzae, Acinetobacter; unwirksam gegen Enterokokken und Ps. aeruginosa

Dosierungen:
- Erwachsene

  $3-4 \times 1$ g i.v. (grampos. Erreger bzw. unkomplizierte Infektion)
  $3-4 \times 2-3$ g i.v. (gramneg. Erreger bzw. schwere Infektion)

- Säuglinge und Kinder

  80–160 mg/kg/die i.v. verteilt auf 3–4 Dosen

- Neugeborene <1 Lebenswoche

  40–80 mg/kg/die i.v. verteilt auf 2 Dosen

- Neugeborene >1 Lebenswoche

  60–120 mg/kg/die i.v. verteilt auf 3 Dosen

Bei Niereninsuffizienz (Erwachsene)	GFR	Max. Dos. (g)	DI (h)
	50–30	2	8
	30–10	2	12
	10–5	1	24
	<5	1	48
	Nach HD zusätzlich 1 g		

Bei Niereninsuffizienz (Kinder)	GFR	Dosis (% der Normaldosis)
	40	100
	20	60 (2 Einzeldosen)
	10	20 (1 Einzeldosis)
	Anurie	15 (1 Einzeldosis) bzw. 50 nach HD

Nebenwirkungen:
Gastrointestinale Störungen, Thrombophlebitis, Exanthem, Fieber, Eosinophilie, Transaminasenanstieg, Leuko-, Thrombopenie, Anaphylaxie, pos. Coombs-Test, Nephrotoxizität, besonders in Kombination mit Aminoglykosiden und schnell wirkenden Diuretika, selten Blutgerinnungsstörungen

Kontraindikationen:
Cephalosporinallergie

Bemerkungen:
Bei bekannter anaphylaktischer Reaktion auf Penicilline nicht anwenden. Gegen Staphylokokken weniger (!) wirksam als Cefalotin, Cefazolin

Cefpodoxim-proxetil	**Orelox®, Podomexef®**

Spektrum:
Sehr gute In-vitro-Aktivität gegen grampositive u. gramnegative Erreger, auch H. influenzae; nicht Ps. aeruginosa, Enterokokken, Staphylokokken

9

Dosierungen:

- Erwachsene
- Kinder

Erwachsene	2 × 100–200 mg p.o.
Kinder	5–12 mg/kg/die p.o. verteilt auf 2 Dosen

Bei Niereninsuffizienz (Erwachsene)

GFR	Max. Dos. (g)	DI (h)
10–40	0,1–0,2	24
<10	0,1–0,2	48

Bei Hämodialyse initial 100–200 mg, dann 100–200 mg nach jeder Dialyse

Bei Niereninsuffizienz (Kinder)

GFR	Dosis (% der Normaldosis)
40	75 (2 Einzeldosen)
20	50 (1 Einzeldosis)
10	25 (1 Einzeldosis)
Anurie	50 nach HD

Nebenwirkungen:
Übelkeit, Erbrechen, Durchfall, Allergien. Selten: Eosinophilie, Leukopenie, Transaminasenanstieg, Kopfschmerzen

Kontraindikationen:
Cephalosporinallergie

Bemerkungen:
Bei bekannter anaphylaktischer Reaktion auf Penicilline nicht anwenden. Resorptionsrate 40–50% (mit Nahrungsaufnahme erhöht). Nicht bei Neugeborenen <4 Wochen und bei Säuglingen bis 3 Monate mit Niereninsuffizienz

Ceftazidim	Fortum®

Spektrum:
Sehr gute Wirksamkeit gegen gramnegative Keime, vor allem Ps. aeruginosa, indol-pos. Proteus und Serratia, in vitro geringere Wirksamkeit gegen Staphylokokken

Dosierungen:

- Erwachsene   2–3 × 1–2 g i.v.

- Kinder   30–100 mg/kg/die i.v. verteilt auf 2–3 Dosen

- Neugeborene   25–60 mg/kg/die i.v. verteilt auf 2 Dosen (auch bei Körpergewicht unter 1200 g)

Bei Niereninsuffizienz (Erwachsene)	GFR	Max. Dos. (g)	DI (h)
	50–31	1	12
	30–16	1	24
	15–6	0,5	24
	≤5	0,5	48

Bei Niereninsuffizienz (Kinder)	GFR	Dosis (% der Normaldosis)
	40	50 (2 Einzeldosen)
	20	25 (1 Einzeldosis)
	10	15 (1 Einzeldosis)
	Anurie	10 (1 Einzeldosis) bzw. 30 n. HD

Nebenwirkungen:
Gastrointestinale Störungen, Thrombophlebitis, Exanthem, Fieber, Eosinophilie, Transaminasenanstieg, Leuko-, Thrombopenie, Anaphylaxie, pos. Coombs-Test, Nephrotoxizität besonders in Kombination mit Aminoglykosiden und stark wirkenden Diuretika

Kontraindikationen:
Cephalosporinallergie

Bemerkungen:
Bei bekannter anaphylaktischer Reaktion auf Penicilline nicht anwenden. Metabolisch stabil, sehr β-laktamasestabil

Ceftibuten	Keimax®

Spektrum:
Grampositive (nicht Staphylokokken und Enterokokken) und gramnegative Erreger (bes. H. influenzae, E. coli, Proteus, Klebsiella); nicht Ps. aeruginosa

Dosierungen:
- Erwachsene   400 mg/die p.o. in einer Dosis
- Kinder   9 mg/kg/die p.o. in einer Dosis
  >3. Lebensmonat

Bei Niereninsuffizienz (Erwachsene)	Krea	Max. Dos. (g)	DI (h)
	≥50	0,4	24
	30–49	0,2	24
	5–29	0,1	24

Bei Niereninsuffizienz (Kinder)	GFR	Dosis (% der Normaldosis)
	40	75 (1 Einzeldosis)
	20	40 (1 Einzeldosis)
	10	20 (1 Einzeldosis)
	Anurie	20 (1 Einzeldosis)

Nebenwirkungen:
Übelkeit, Erbrechen, Durchfall, Allergien. Selten: Eosinophilie, Leukopenie, Transaminasenanstieg, Nephrotoxizität

Kontraindikationen:
Cephalosporinallergie

Bemerkungen:
Ceftibuten zeichnet sich durch eine hohe Bioverfügbarkeit und eine gute Gewebepenetration aus. Bei bekannter anaphylaktischer Reaktion auf Penicilline nicht anwenden; Resorption durch Nahrungsaufnahme vermindert

Ceftriaxon   Rocephin®

Spektrum:
Sehr gute Wirksamkeit gegen gramnegative Keime außer Pseudomonas aeruginosa, in vitro geringere Wirksamkeit gegen Staphylokokken

Dosierungen:

- Erwachsene und Kinder > 12 Jahre
  1×1–2 g i.v., i.m.

- Kinder > 1. Lebensjahr
  20–80 mg/kg/die i.v. als Einmaldosis

- Neugeborene < 1 Lebenswoche
  bis 50 mg/kg/die i.v. als Einmaldosis (auch bei Körpergewicht unter 1200 g)

- Neugeborene > 1 Lebenswoche
  20–80 mg/kg/die i.v. als Einmaldosis

Bei Niereninsuffizienz (Erwachsene)
Bei mäßiger Nierenfunktionseinschränkung ist keine Dosisreduktion notwendig. Erst bei Kreatininclearance < 10 ml/min eine Tagesdosis von 1 bis max. 2 g nicht überschreiten

Bei Niereninsuffizienz (Kinder)

GFR	Dosis (% der Normaldosis)
40	100
20	100
10	80 (1 Einzeldosis)
Anurie	50 (1 Einzeldosis) bzw. 100 n. HD

Nebenwirkungen:
Gastrointestinale Störungen, Thrombophlebitis, Exanthem, Fieber, Eosinophilie, Transaminasenanstieg, Leuko-, Thrombopenie, Anaphylaxie, pos. Coombs-Test, selten Kreatininanstieg, reversible Ausfällungen in Galle und Niere, in seltenen Fällen mit klinischen Symptomen (Schmerzen!)

Kontraindikationen:
Cephalosporinallergie

Bemerkungen:
Bei bekannter anaphylaktischer Reaktion auf Penicilline nicht anwenden. Bei gleichzeitigen schweren Nieren- und Leberschäden ist die Blutplasmakonzentration regelmäßig zu kontrollieren bzw. sollten andere Antibiotika eingesetzt werden. Hohe β-Laktamasestabilität

Cefuroxim	Zinacef®, Cefuroxim-Lilly®

Spektrum:
Wie Cefotiam

Dosierungen:

- Erwachsene

  $2-3 \times 0,75-1,5$ g i.v. (grampositive Erreger)

  $2-4 \times 1,5$ g i.v. (gramnegative Erreger)

- Kinder
  > 1. Lebensjahr

  30–100 mg/kg/die i.v. verteilt auf 3–4 Dosen

- Früh- und Neugeborene

  30–100 mg/kg/die i.v. verteilt auf 2 Dosen

Bei Niereninsuffizienz (Erwachsene)

GFR	Krea	Max. Dos. (g)	DI (h)
120	0,8	1,5	8
45	2,0	1,5	8
18	3,5	0,75	12
8	6,0	0,75	12
2	15,5	0,75	12
0,5		0,5	24

Bei Niereninsuffizienz (Kinder)

GFR	Dosis (% der Normaldosis)
40	100
20	60 (2 Einzeldosen)
10	50 (3 Einzeldosen)
Anurie	15 (1 Einzeldosis) bzw. 30 n. HD

Nebenwirkungen:
Gastrointestinale Störungen, Thrombophlebitis, Exanthem, Fieber, Eosinophilie, Transaminasenanstieg, Leuko-, Thrombopenie, Anaphylaxie, pos. Coombs-Test, Nephrotoxizität besonders in Kombination mit Aminoglykosiden

Kontraindikationen:
Cephalosporinallergie

Bemerkungen:
Bei bekannter anaphylaktischer Reaktion auf Penicilline nicht anwenden.
Cave! Gleichzeitige Furosemidgabe erhöht die Nephrotoxizität.
Gegen Staphylokokken weniger wirksam als Cefalotin und Cefazolin

Cefuroximaxetil	Elobact®, Zinnat®

Spektrum:
Grampositive (nicht Enterokokken!), gramnegative Bakterien (besonders E. coli, Proteus mirabilis, Klebsiella, Borrelia burgdorferi), nicht bei Pseudomonas, Serratia, indol-pos. Proteus, Enterobacter, Acinetobacter, sehr gut wirksam gegen H. influenzae und Moraxellen

Dosierungen:
- Erwachsene und Kinder > 12 Jahre — 2 × 125–500 mg p.o.

- Kinder ab 3. Lebensmonat — 20–30 mg/kg/die p.o. verteilt auf 2 Dosen

Bei Niereninsuffizienz (Erwachsene und Kinder) — Kann bei allen Graden der Nierenfunktionseinschränkung ohne Dosisanpassung gegeben werden, sofern die Tagesdosis von 1 g nicht überschritten wird

Nebenwirkungen:
Übelkeit, Erbrechen, Durchfall, Allergien. Selten: Eosinophilie, Leukopenie, Transaminasenanstieg, Kopfschmerzen

Kontraindikationen:
Cephalosporinallergie

Bemerkungen:
Bei bekannter anaphylaktischer Reaktion auf Penicilline nicht anwenden. Resorption nach Mahlzeiten am besten (50–60%)

Chloramphenicol   Paraxin®

Spektrum:
Grampositive, gramnegative Erreger, Rickettsien, Anaerobier

Dosierungen:
- Erwachsene und Kinder >12 Jahre   40–80 mg/kg/die i.v. in 3–4 Dosen
- Kinder 7–12 Jahre   50–80 mg/kg/die i.v. in 3–4 Dosen
- Kinder 2–6 Jahre   50–100 mg/kg/die i.v. in 3–4 Dosen
- Säuglinge >4 Wochen   50–100 mg/kg/die i.v. in 4 Dosen
- Früh- und Neugeborene <4 Wochen   25–50 mg/kg/die i.v. in 1–2 Dosen

Bei Niereninsuffizienz (Erwachsene und Kinder)   Keine Dosisanpassung erforderlich

Nebenwirkungen:
Gastrointestinale Nebenwirkungen, Leukopenie, Thrombopenie, Anämie, aplastische Anämie (1:10–20.000), Grey-Syndrom, Fieber, Exanthem, Transaminasenanstieg, Ikterus

Kontraindikationen:
Aplastische Bluterkrankungen, schwere Leberinsuffizienz mit Ikterus, Schwangerschaft, Stillperiode, Perinatalperiode

Bemerkungen:
Nur noch indiziert bei Typhus abdominalis, Paratyphus A und B, lebensbedrohlichen Infektionen (z. B. Salmonellensepsis oder -meningitis), H.-influenzae-Meningitis (bei Ampicillinresistenz), Meningitis unklarer Genese, Hirnabszess, Rickettsiosen; einmal wöchentlich Plasmaspiegelbestimmung; Blutbildkontrollen

---

Ciprofloxacin	Ciprobay®

Spektrum:
Nahezu alle grampositiven u. gramnegativen Erreger einschließlich H. influenzae, Salmonellen, Shigellen, Yersinia, Campylobacter, Neisserien, Legionellen, Ps. aeruginosa; nicht Anaerobier. Nur mäßige Wirksamkeit gegen Enterokokken, Streptokokken, Pneumokokken, Staphylokokken

Dosierungen:

• Erwachsene	2 × 0,1–0,75 g p.o. 2 × 200 mg bis 3 × 400 mg i.v.
• Kinder > 5. Lebensjahr	30 mg/kg/die i.v. verteilt auf 3 Dosen (max. 1,2 g/die) 30–40 mg/kg/die p.o. verteilt auf 2 Dosen (max. 1,5 g/die)
Bei Niereninsuffizienz (Erwachsene)	Bei Krea-Clearance 60 ml/min max. 1 g/die p.o. bzw. 800 mg/die i.v.; bei Clearance 30 ml/min max. 500 mg/die p.o. bzw. 400 mg/die i.v.
Bei Niereninsuffizienz (Kinder)	Zum Einfluss einer eingeschränkten Nierenfunktion auf die Dosierung bei Kindern und Jugendlichen liegen keine Erkenntnisse vor

Nebenwirkungen:

Gastrointestinale Beschwerden, Störungen des ZNS (z. B. Sehstörungen, Schwindel, Krämpfe, Schlaflosigkeit, psychotische Störungen), Allergien, Gelenkschmerzen, Veränderungen von Blutbild und Laborwerten, interstitielle Nephritis

Kontraindikationen:

Schwangerschaft und Stillperiode, Kinder und Heranwachsende (Ausnahme: Mukoviszidose)

Bemerkungen:

Resistenzzunahme v.a. gegen S. aureus und Ps. aeruginosa. Einzige Indikation bei Kindern und Jugendlichen: Atemweginfektionen bei Mukoviszidose. Bei Leberinsuffizienz keine Dosisanpassung erforderlich. Bei Patienten mit Epilepsie und anderen Vorschädigungen des ZNS sorgfältige Nutzen-Risiko-Abwägung; orale Bioverfügbarkeit 70–80%

Clarithromycin   **Klacid®, Cyllind®, Mavid®**

Spektrum:

Grampositive und gramnegative Erreger, insbesondere Staphylokokken, Streptokokken, Helicobacter pylori, H. influenzae, Pneumokokken, Corynebact. diphtheriae, Mykoplasmen, B. pertussis, Legionellen, Chlamydien, Campylobacter, Mycobacterium avium, in vitro bessere Wirksamkeit als Erythromycin

Dosierungen:

- Erwachsene 2×250–500 mg p.o.

- Kinder   15 mg/kg/die p.o. verteilt auf 2 Dosen

Bei Niereninsuffizienz   Bei mäßig eingeschränkter Nieren-
(Erwachsene)   funktion ist keine Dosisreduktion erfor-
                         derlich. Erst bei einer Kreatininclea-
                         rance von <30 ml/min soll die Dosis
                         um die Hälfte reduziert werden. Die

Gesamttherapiedauer sollte 2 Wochen nicht überschreiten. Die Gesamtdosis sollte 250 mg/die (Einzeldosis) nicht überschreiten

Bei Niereninsuffizienz (Kinder)	GFR	Dosis (% der Normaldosis)
	40	100
	20	50 (2 Einzeldosen)
	10	50 (2 Einzeldosen
	Anurie	keine Angaben

Nebenwirkungen:

Gelegentlich gastrointestinale Beschwerden, selten Überempfindlichkeitsreaktionen, sehr selten Leberfunktionsstörungen und Herzrhythmusstörungen bei verlängertem QT-Intervall

Kontraindikationen:

Stark eingeschränkte Leberfunktion, Überempfindlichkeit gegen Makrolide, gleichzeitige Gabe von Cisaprid, Pimozid, Terfenadin oder Astemizol

Bemerkungen:

Mavid® ist nur bei AIDS-Patienten mit disseminierten oder lokalen Mykobakterieninfektionen indiziert

---

Clindamycin	**Sobelin®**

Spektrum:

Streptokokken, Pneumokokken, Staphylokokken, Bacteroides fragilis (ca. 9% Resistenz!) u.a. Anaerobier

Dosierungen:

- Erwachsene $3–4 \times 150–450$ mg p.o.
  $3–4 \times 200–600$ mg i.v.

• Kinder > 4 Wochen	8–25 mg/kg/die p.o. verteilt auf 3–4 Dosen 15–40 mg/kg/die i.v. verteilt auf 3–4 Dosen
Bei Niereninsuffizienz (Erwachsene und Kinder)	Clindamycin hat bei eingeschränkter Nierenfunktion keine verlängerte Halbwertszeit und kann in Normdosierung unabhängig von der Nierenfunktion gegeben werden. Bei einer GFR < 10 ml/min wird auf eine mögliche Kumulation von Clindamycin hingewiesen

Nebenwirkungen:

Pseudomembranöse Enterokolitis, Exanthem, Leukopenie, Transaminasenanstieg, bis 20% Diarrhoe, Thrombophlebitis, selten allergische Reaktionen

Kontraindikationen:

Überempfindlichkeit gegen Lincosamide, parenteral bei jungen Säuglingen (viel Benzylalkohol als Konservierungsmittel)

Bemerkungen:

Ein Mittel der Wahl bei Anaerobierinfektion. Nicht unverdünnt injizieren

---

Colistin	**Colistin®**

Spektrum:

Gramnegative Keime, insbes. Pseudomonas aeruginosa (nicht Proteus Spezies u. Serratia)

Dosierungen:

• Erwachsene	4 × 4 Tbl. zu 500.000 I.E. p.o.
• Kinder > 1. Lebensjahr	3–4 × 2 Tbl. p.o.

Bei Niereninsuffizienz (Erwachsene)	GFR	Max. Dos. (mg/kg)	DI (h)
	50–80	2,5–3,8	24
	10–50	1,5–2,5	24–36
	<10	0,6	24

Bei Niereninsuffizienz (Kinder)	GFR	Dosis (% der Normaldosis)
	40	75 (2 Einzeldosen)
	20	50 (2 Einzeldosen)
	10	25 (1 Einzeldosis)
	Anurie	25 (1 Einzeldosis)

Nebenwirkungen:
Übelkeit, Erbrechen, Exantheme, Urtikaria; neuro- bzw. ne-
phrotoxische Reaktionen bei Patienten mit Niereninsuffizienz
möglich

Kontraindikationen:
Überempfindlichkeit gegen Colistin, Früh- und Neugeborene

Bemerkungen:
Vorsicht bei gleichzeitiger Gabe von Substanzen mit Curare-
wirkung.

Cotrimoxazol   **Eusaprim®, Supracombin®**

Spektrum:
Pneumokokken, Staphylokokken, Gonokokken, E. coli, Salmonellen, Shigellen, Klebsiellen, Proteus, Pneumocystis carinii, nicht: Enterokokken, Streptokokken und Pseudomonas

Dosierungen:
- Erwachsene   2 × 160 mg TMP/800 mg SMZ p.o.
  2 × 80 mg TMP/400 mg SMZ i.v.

- Kinder   (6 mg/kg TMP/30 mg/kg SMZ)/die p.o.
  >1. Lebensjahr   verteilt auf 2 Dosen

Bei Niereninsuffizienz (Erwachsene)	GFR	Dosis
	>30	Standarddosis
	15–30	1/2 Standarddosis, Kontrollanalyse[1]
	<15	kontraindiziert

[1] Kontrollanalyse: Die totale Plasmakonzentration an SMZ sollte 12 h nach Einnahme am 3. Behandlungstag kontrolliert werden. Die Behandlung ist abzubrechen, wenn die Plasmakonzentration des totalen Sulfamethoxazols auf über 150 µg/ml ansteigt

Bei Niereninsuffizienz (Kinder)	GFR	Dosis (% der Normaldosis)
	40	100
	20	100 für 3 Tage, dann 20 (1 Einzeldosis)
	10	10 (1 Einzeldosis)
	Anurie	10 (1 Einzeldosis)

Nebenwirkungen:

Steven-Johnson-Syndrom, selten Allergie, gastrointestinale Symptome, Thrombopenie, Leukopenie, Agranulozytose; ernste Nebenwirkungen häufiger bei Patienten >60 Jahre

Kontraindikationen:

Sulfonamidüberempfindlichkeit, 1. Lebensmonat, akute Hepatitis, einige Hämoglobinopathien, megaloblastäre Anämie durch Folsäuremangel, Blutdyskrasien, hochgradige Niereninsuffizienz, schwere Leberschäden

Bemerkungen:

Gehört zu den Mitteln der ersten Wahl bei Harnweginfektionen, Shigellose, Nokardiose, Typhus-, Paratyphus-Dauerausscheidern, Typhus abdominalis, Paratyphus A + B. Dosisre-

duktion bei schweren Lebererkrankungen. Bei i.v.-Gabe Anweisungen der Hersteller beachten. Neue TMP/Sulfonamid-Kombinationen bringen keine nennenswerten Vorteile.
Pneumocystis-carinii-Pneumonie:
4–5fache Normdosis (20 mg/kg TMP/100 mg/kg SMZ); die ersten 48 h i.v.

Dicloxacillin	**InfectoStaph**®

Spektrum:
Staphylokokken

Dosierungen:
- Erwachsene   4–6 × 0,5 g p.o. (–4 g/die)
- Kinder   4–6 × 0,25 g p.o. (–2 g/die)
  1–6 Jahre
- Säuglinge   4 × 0,125–0,25 g p.o. (–1 g/die)
  >3 Monate
- Säuglinge   3 × 30–50 mg/kg p.o.
  <3 Monate

Bei Niereninsuffizienz   Bei GFR <30 ml/min Dosisreduktion.
(Erwachsene)   Bei terminaler Niereninsuffizienz sollte
                         eine Tagesdosis von 3 × 1 g nicht über-
                         schritten werden

Bei Niereninsuffizienz
(Kinder)

GFR	Dosis (% der Normaldosis)
40	100 (4 Einzeldosen)
20	75 (4 Einzeldosen)
10	60 (3 Einzeldosen)
Anurie	30 (1 Einzeldosis)

Nebenwirkungen:
Durchfall, Fieber, Exanthem, Transaminasenanstieg, Leukopenie. Selten interstitielle Nephritis (Hämaturie), Eosinophilie

Kontraindikationen:
Penicillinallergie

Doxycyclin	**Vibramycin®, Vibravenös®, Supracyclin®**

Spektrum:
Grampositive, gramnegative Erreger, Mykoplasmen, Chlamydien, Borrelien, Coxiella burnetii, ca. 50% Bacteroides, nicht: Proteus Spezies, Pseudomonas aeruginosa, relativ häufig Resistenzen bei Pneumokokken, Streptokokken, Staphylokokken und gramnegativen Keimen

Dosierungen:
- Erwachsene   2 × 100 mg oder 1 × 200 mg p.o., i.v. (nur bei leichten Infektionen ab 2. Tag: 1 × 100 mg)

- Kinder   4 mg/kg/die p.o., i.v. verteilt auf 2 Do-
  > 8. Lebensjahr   sen am 1. Tag
                    ab 2. Tag 2 mg/kg/die

Bei Niereninsuffizienz   Doxycyclin kann in den seltenen Fäl-
(Erwachsene   len, in denen ein Tetracyclin indiziert
und Kinder)   ist, verwendet werden. Bei der übli-
                          chen Dosierung von 200 mg am
                          1. Tag und 100 mg täglich kommt
                          es auch bei Niereninsuffizienz zu kei-
                          ner Kumulation an aktiver Substanz.
                          Wenn irgend möglich, ist die Behand-
                          lung bei i.v.-Applikation auf etwa
                          2 Wochen zu beschränken

Nebenwirkungen:
Gastrointestinale Nebenwirkungen, Exantheme, selten Anaphylaxie, Hepatotoxizität, Pseudotumor cerebri, Nephrotoxi-

zität, weniger Zahnverfärbung und Photosensibilität als bei Tetracyclin

Kontraindikationen:
Schwangerschaft, bei Kindern < 8 Jahren nur bei vitaler Bedrohung, schwere Leberfunktionsstörung

Enoxacin	Enoxor®

Spektrum:
Nahezu alle grampositiven u. gramnegativen Erreger einschließlich H. influenzae, Salmonellen, Shigellen, Yersinia, Campylobacter, Neisserien, Legionellen, nicht Anaerobier. Nur geringe Wirksamkeit gegen Pseudomonas aeruginosa, Enterokokken, Streptokokken, Pneumokokken

Dosierungen:
• Erwachsene	2 × 400 mg p.o. (2 × 200 mg bei unkompl. HWI)
Bei Niereninsuffizienz (Erwachsene)	Bei einer Kreatininclearance von weniger als 30 ml/min entsprechend Serum-Kreatininwerten zwischen 2,5 und 5 mg% beträgt die Dosis 400 mg 1 × täglich

Nebenwirkungen:
Gastrointestinale Nebenwirkungen, vereinzelt Kopfschmerzen, Schwindel, Schlafstörungen, Exantheme, Geschmacksstörungen, Krämpfe, Tendinitis, Phototoxizität

Kontraindikationen:
Schwangerschaft und Stillperiode, Epilepsie und Vorerkrankungen des ZNS, schwere Nieren- und Leberinsuffizienz, Kinder und Heranwachsende

Bemerkungen:
Cave! Resistenzentwicklung besonders bei Pseudomonas und Staphylokokken

Ertapenem   Invanz®

Spektrum:

Fast alle grampositiven und gramnegativen Keime und Anaerobier; nicht oder schwach wirksam gegen Acinetobacter, Stenotrophomonas maltophilia, Pseudomonas aeruginosa, MRSA, MRSE und Enterokokken

Dosierungen:

- Erwachsene 1×1 g i.v. (Inf. über 30 min.)

Bei Niereninsuffizienz   Kontraindikation bei GFR <30 ml/min (keine ausreichenden Daten)

Nebenwirkungen:

Gastrointestinale Störungen, zentralnervöse Störungen (bes. Kopfschmerz und Schwindel), Dyspnoe, Exanthem, Pruritus, Transaminasenanstieg, Thrombozytose; Thrombophlebitis

Kontraindikationen:

Überempfindlichkeit gegen Carbapeneme und andere β-Laktam-Antibiotika, Kinder und Jugendliche <18 Jahren (keine Daten)

Bemerkungen:

Bessere In-vitro-Aktivität gegen Enterobakterien als Imipenem und Meropenem, aber praktisch keine Wirksamkeit gegen P. aeruginosa.

Erythromycin   Erythrocin®, Paediathrocin®, Monomycin®

Spektrum:

Grampositive Erreger, insbesondere Staphylokokken, Streptokokken, Pneumokokken, Corynebacterium diphtheriae, Mykoplasmen, B. pertussis, Legionellen, Chlamydien, Campylobacter, relativ häufig resistente Staphylokokken und H. influenzae

Dosierungen:

• Erwachsene	3–4 × 250–500 mg p.o., i.v. (max. 4 g/die)
• Kinder >1. Lebensjahr	20–50 mg/kg/die p.o. bzw. 15–20 mg/kg/die i.v. verteilt auf 2–4 Dosen
Bei Niereninsuffizienz (Erwachsene)	Bei mäßig eingeschränkter Nierenfunktion ist keine Dosisreduktion nötig. Bei Anurie sollten die Dosierungsintervalle auf das 2–3fache vergrößert werden. Die Gesamttherapiedauer sollte 2–3 Wochen nicht überschreiten

Bei Niereninsuffizienz (Kinder)

GFR	Dosis (% der Normaldosis)
40	100
20	100
10	60 (3 Einzeldosen)
Anurie	60 (3 Einzeldosen)

Nebenwirkungen:

Gastrointestinale Nebenwirkungen, sehr selten Allergien, Leberschäden, Hörschäden, ventrikuläre Arrhythmien bei verlängertem QT-Intervall, Dosis vor allem von Erythromycin-Estolat in der Schwangerschaft und bei Lebererkrankungen reduzieren

Kontraindikationen:

Überempfindlichkeit gegen Makrolide, Therapie mit Terfenadin, Cisaprid, Pimozid oder Carbamazepin

Ethambutol	EMB-Fatol®, Myambutol®

Spektrum:

M. tuberculosis, M. kansasii, M. avium-intracellulare

Dosierungen:

- Erwachsene und   20–25 mg/kg/die p.o. in einer Dosis
  Kinder > 10 Jahre

- Kinder > 5 Jahre   25 mg/kg/die p.o. in einer Dosis

- Kinder 0–5 Jahre   30 mg/kg/die p.o. in einer Dosis

Bei Niereninsuffizienz   Bei GFR 50–90 werden 25 mg/kg/die,
(Erwachsene)   bei 10–50 15 mg/kg/die und bei GFR
                         < 10 werden 10–15 mg/kg täglich
                         oder jeden 2. Tag empfohlen

Bei Niereninsuffizienz
(Kinder)

GFR	Dosis (% der Normaldosis)
40	100
20	75 (1 Einzeldosis)
10	50 (1 Einzeldosis)
Anurie	25 (1 Einzeldosis)
	bzw. 25 nach HD

Nebenwirkungen:

Optikusneuritis, zentrale Skotome, periphere Neuropathie,
Kopfschmerzen, anaphylaktoide Reaktionen

Kontraindikationen:

Vorschädigung des N. opticus, Kleinkinder

Bemerkungen:

1 × monatl. augenärztliche Untersuchung, vor allem Rot/
grün-Unterscheidung und Gesichtsfeldeinengung; bei Kindern unter 10 Jahren wird empfohlen, Ethambutol nicht ein-
zusetzen, da hier die Visuskontrolle nicht zuverlässig durch-
zuführen ist; intermittierende Gabe von 45–50 mg/kg 2-mal
wöchentlich ist ebenfalls möglich; bei Kombination mit Rifampicin kann nach initialer Voll-Dosis für die Langzeitapplikation
eine Dosis von 15 mg/kg/die erwogen werden

Flucloxacillin   **Staphylex®**

Spektrum:
Staphylokokken, Streptokokken, Corynebacterium diphtheriae, N. meningitidis, Bacillus Spez.

Dosierungen:
- Erwachsene $3-4 \times 0,5-1$ g p.o., i.m., i.v. (–12 g/die), bei p.o. Gabe ca. 1 h vor dem Essen

- Kinder 10–14 Jahre 1,5–2 g/die p.o., i.v., i.m. in 3–4 Dosen

- Kinder 6–10 Jahre 0,75–1,5 g/die p.o., i.v., i.m. in 3–4 Dosen

- Früh-, Neugeborene, Kleinkinder 40–50 (–100) mg/kg/die p.o., i.v., i.m. in 3 Dosen

Bei Niereninsuffizienz (Erwachsene)

GFR	Krea	Max. Dos. (g)	DI (h)
120	0,8	2,0	6
45	2,0	2,0	6
18	3,5	1,5	6
8	6,0	1,5	8
2	15,6	1,0	8
0,5	39,5	2,0	24[1]

[1] 2–3 Hämodialysen/Woche werden in diesen Fällen als erforderlich vorausgesetzt. 1 Normaldosis initial

Bei Niereninsuffizienz (Kinder)

GFR	Dosis (% der Normaldosis)
40	100
20	75 (3 Einzeldosen)
10	50 (3 Einzeldosen)
Anurie	25 (1 Einzeldosis)

Nebenwirkungen:
Durchfall, Fieber, Exanthem, Hb-Abfall, Leukopenie, Trans-
aminasenanstieg. Selten interstitielle Nephritis (Hämaturie),
Eosinophilie

Kontraindikationen:
Penicillinallergie

Bemerkungen:
Zusammen mit Dicloxacillin penicillinasefestes Penicillin der
Wahl. Bei Kindern sollte die i.m.-Einzelgabe 33 mg/kg, bei Er-
wachsenen 2 g nicht überschreiten

Fluconazol	Diflucan®, Fungata®

Spektrum:
Cryptococcus neoformans, Candida Spezies (nicht bei C.
krusei), Microsporum canis; keine Wirkung gegen Aspergillus
Spezies

Dosierungen:
- Erwachsene

Initialdosis von 1 × 400(–800, bei
schweren Infektionen, Neutropenie
–1600) mg p.o., i.v., dann
1 × 200–400 mg/die p.o., i.v. (bei C.
glabrata 1 × 800 mg/die [Resistenzte-
stung!]) oder als Kurzinfusion bei Sy-
stemmykosen
Bei schweren parenchymatösen Infektionen (z. B. Pneumonie) 800 mg/
die i.v. die ersten 3 Tage
Schleimhautbehandlung, Prophylaxe:
50–100 mg/die p.o., bei Hochrisikopa-
tienten (Neutropenie, Organtransplan-
tation etc.) 400 mg/die p.o.
Vaginaler Soor: einmalige Gabe von
150 mg p.o.

• Kinder	3–6 mg/kg/die p.o. oder als Kurzinfusion; bei lebensbedrohlicher Infektion bis 12 mg/kg/die i.v. Dosierungsintervalle (nach Alter): <2 Wochen 72 h; 2–4 Wochen 48 h; >4 Wochen tgl. Gabe

Bei Niereninsuffizienz (Erwachsene)	GFR	Max. Dos. (g)	DI (h)
	>50	200–400	24
	11–50	100–200	24
	Dialyse	200–400 nach jeder Dialyse	

Bei Niereninsuffizienz (Kinder)	GFR	Dosis (% der Normaldosis)
	40	50 (1 Einzeldosis)
	20	80 alle 48 h
	10	100 alle 72 h
	Anurie	100 nach HD

Nebenwirkungen:
Gastrointestinale Symptome, Exantheme, ZNS-Symptome (Schwindel, Krämpfe u.a.), selten Leberfunktionsstörungen, Leukozytopenie, Thrombozytopenie

Kontraindikationen:
Schwangerschaft und Stillzeit, schwere Leberfunktionsstörung, Therapie mit Terfenadin und Cisaprid

Bemerkungen:
Bei Kindern unter 16 Jahren soll Fluconazol nur angewendet werden, wenn der behandelnde Arzt dies für erforderlich hält. Selektion resistenter Candida Spezies vorzugsweise bei AIDS-Patienten unter kontinuierlicher Langzeitanwendung. Gute Resorption bei oraler Gabe (Magensaft-pH unabhängig). Sehr gute Liquorgängigkeit, daher gut geeignet zur Suppressionstherapie der Kryptokokkose bei AIDS-Patienten (für die Primärtherapie der Kryptokokkenmeningitis ist Amphotericin B in Kombination mit Flucytosin besser)

6

Flucytosin   Ancotil®

Spektrum:

Gute bis sehr gute Wirksamkeit bei den meisten Candidaarten, Cryptococcus neoformans, gut wirksam bei einem Teil der Aspergillusarten (besonders Aspergillus fumigatus) und auf Erreger der Chromoblastomykose, nicht wirksam u.a. bei Histoplasma und Blastomyces

Dosierungen:

- Erwachsene und Kinder

  150–200(–300) mg/kg/die i.v. in 4 Dosen als Infusion in 1%-Konzentration 50 mg/l als Peritonealspülung

- Früh- und Neugeborene

  60–80 mg/kg/die i.v. verteilt auf 2 Dosen

Bei Niereninsuffizienz (Erwachsene)

GFR	Max. Dos. (mg/kg)	DI (h)
> 40	(25–)50	6
20–40	(25–)50	12
10–20	(25–)50	24
< 10	50	> 24

Bei Anurie Initialdosis von 50 mg/kg erst nach nächster Dialyse wiederholen. Die durchschnittliche Serumkonzentration soll 25–40 µg/ml betragen

Bei Niereninsuffizienz (Kinder)

GFR	Dosis (% der Normaldosis)
40	50 (2 Einzeldosen)
20	25 (1 Einzeldosis)
10	20 (1 Einzeldosis)
Anurie	100 nach HD

Nebenwirkungen:

Reversible Blutbildungsstörungen (Leukopenie, Thrombopenie, Anämie), irreversible Knochenmarksschädigung (in Verbindung mit Immunsuppressiva) vorübergehender Transaminasenanstieg, selten gastrointestinale Symptome, ZNS-Symptome (z. B. Schwindel, Halluzinationen u.a.), Photosensibilisierung

Kontraindikationen:
Schwangerschaft, Neugeborene

Bemerkungen:
Primäre Resistenzen sind mit weniger als 5% bei Candida Spezies sehr selten anzutreffen mit Ausnahme von Candida krusei. Die Kombination Flucytosin/Amphotericin B (Dosierung siehe Seite 40) wirkt synergistisch und reduziert Resistenzentwicklungen. Flucytosin nicht prophylaktisch anwenden (Resistenzentwicklung!). Vorsicht bei Niereninsuffizienz, Leberschäden, sowie bei schon bestehender Knochenmarksdepression

Fosfomycin	Infectofos®

Spektrum:
Staphylokokken, Streptokokken, Gonokokken, E. faecalis, H. influenzae, E. coli, Proteus mirabilis, Salmonellen, Shigellen, z.T. P. aeruginosa und Serratia marcescens

Dosierungen:
- Erwachsene und Jugendliche — 6–15 g i.v. verteilt auf 2–3 Dosen
- Kinder 1–12 Jahre — 100–200(–300) mg/kg/die i.v. in 3 Dosen
- Säuglinge <1 Jahr — 200–250 mg/kg/die i.v. in 3 Dosen
- Früh- und Neugeborene <4 Wochen — 100 mg/kg/die i.v. in 2 Dosen

Bei Niereninsuffizienz (Erwachsene, beabsichtigte Normdosis 3×5 g)	GFR	Krea	Max. Dos. (g)	DI (h)
	45	2,0	3	6
	18	3,5	3	8
	8	6,0	3	12
	2	15,5	1,5	12
	0,5		1,5	24

Erwachsene, beabsichtigte Normdosis 3×3 g	GFR	Krea	Max. Dos. (g)	DI (h)
	45	2,0	3	12
	18	3,5	1,5	8
	8	6,0	1,5	12
	2	15,5	1,5	24
	0,5		1,0	24

Erwachsene, beabsichtigte Normdosis 3×2 g	GFR	Krea	Max. Dos. (g)	DI (h)
	45	2,0	2	12
	18	3,5	1	8
	8	6,0	1	12
	2	15,5	1	24
	0,5		1	36

Nebenwirkungen:

Gastrointestinale Beschwerden, passagere Erhöhung der Leberenzyme, Exanthem, Phlebitis, Dyspnoe, Kopfschmerz und Geschmacksirritationen

Kontraindikationen:

Überempfindlichkeit gegen Fosfomycin oder Bernsteinsäure

Bemerkungen:

Wirkmechanismus mit keinem anderen Antibiotikum verwandt. Wegen einer möglichen Resistenzentwicklung unter Therapie sollte Fosfomycin nur in Kombination eingesetzt werden. Serumelektrolyte kontrollieren, da relativ hohe Natriumbelastung (1g Fosfomycin entspricht 14,5 mmol Natrium). Die orale Darreichungsform des Fosfomycins (Fosfomycin-Trometamol; Monuril®) ist ausschließlich für die Therapie der unkomplizierten Zystitis zugelassen, zur Behandlung systemischer Infektionen werden keine ausreichenden Gewebespiegel erreicht

Gatifloxacin   Bonoq®

Spektrum:
Nahezu alle grampositiven (einschl. penicillinresistente Pneumokokken und Enterokokken) und gramnegativen Erreger und Anaerobier; mittlere Wirksamkeit gegen Ps. aeruginosa, vergleichbar anderen neuen Chinolonen

Dosierungen:
- Erwachsene   1 × 400 mg p.o.
                      1 × 200 mg für 3 Tage bei Zystitis der Frau

Bei Niereninsuffizienz GFR <30 ml/min: Dosisanpassung bei Patienten mit Mehrfachgabe 400 mg empfohlen. Patienten, die mit geringeren Dosierungen behandelt werden, benötigen keine Dosisanpassung

Nebenwirkungen:
Gastrointestinale Beschwerden, Kopfschmerzen; Rash, Pruritus, Schwindel, Geschmacksstörungen, Transaminasenanstieg, Hypo- oder Hyperglykämie

Kontraindikationen:
Schwangerschaft und Stillperiode, Diabetes mellitus, Kinder und Heranwachsende, QT-Intervallverlängerung, Hypokaliämie, Bradykardie, Herzinsuffizienz, Herzrhythmusstörungen, gleichzeitige Gabe von QT-Intervallverlängernden Medikamenten

Gentamicin   Refobacin®

Spektrum:
Grampositive Keime (Staphylokokken, nicht: Pneumokokken, Streptokokken, Enterokokken), gramnegative Keime

Dosierungen:
- Erwachsene

  3–6 mg/kg/die i.m., i.v. verteilt auf 1–3 Dosen (30–60 min Kurzinfusion); Harnwegsinfektion: 2 mg/kg/die i.m. verteilt auf 1–2 Dosen

- Kinder
  > 1. Lebensmonat

  4,5–7,5 mg/kg/die i.m., i.v. verteilt auf 3 Dosen

- Neugeborene
  < 3 Wochen

  4–7 mg/kg/die i.m., i.v. verteilt auf 1(–2) Dosen (auch bei Körpergewicht unter 1200 g)

Bei Niereninsuffizienz (Erwachsene)

GFR	Krea	Max. Dos. (g)	DI (h)
120	0,8	0,12	8
45	2,0	0,12	12
18	3,5	0,04	12
8	6,0	0,04	24
2	15,5	0,02	24[1]
0,5		0,02	24[1,2]

[1] in lebensbedrohlichen Fällen Initialdosis von 100 mg
[2] 2–3 Hämodialysen/Woche werden in diesen Fällen für erforderlich gehalten. 1 Normaldosis initial

Bei Niereninsuffizienz (Kinder)	GFR	Dosis (% der Normaldosis)
	40	60 (2 Einzeldosen)
	20	20 (2 Einzeldosen); LD 2–3 mg/kg
	10	10 (1 Einzeldosis); LD 2 mg/kg
	Anurie	5 (1 Einzeldosis) bzw. 15 n. HD; LD 1–2 mg/kg LD=Loading Dose

Nebenwirkungen:
Ototoxizität und Nephrotoxizität, besonders, wenn Spitzenspiegel >10 µg/ml bzw. Talspiegel >2 µg/ml, bei vorangegangener Aminoglykosidtherapie und gleichzeitiger Gabe von Furosemid oder Etacrynsäure. Neuromuskuläre Blockade, Exanthem

Kontraindikationen:
Parenterale Gabe im 1. Trimenon der Schwangerschaft, ab 4. Schwangerschaftsmonat nur bei vitaler Indikation

Bemerkungen:
Aminoglykosidlösungen nicht mit Penicillinen oder Cephalosporinen mischen (Inaktivierung der Aminoglykoside)

Imipenem/ Cilastatin	**Zienam®**

Spektrum:
Sehr gute In-vitro-Aktivität gegen grampositive (nicht oxacillinresistente S. aureus und E. faecium) und gramnegative Keime (mäßig gegen Pseudomonas Spezies), einschließlich Anaerobier, nicht Stenotrophomonas maltophilia

Dosierungen:
• Erwachsene   3–4 × 0,5–1,0 g i.v.

- Kinder
  > 3. Lebensmonat

60 mg/kg/die i.v. verteilt auf
3(–4) Dosen (max. 2 g/die)

Bei Niereninsuffizienz (Erwachsene)

GFR	Einzeldosis (g)	DI (h)
>70	0,5–1	6–8
41–70	0,25–0,75	6–8
21–40	0,25–0,5	6–8
6–20	0,25–0,5	12
<6	wie 6–20, falls Hämodialyse innerhalb 48 h möglich	

Bei Niereninsuffizienz (Kinder)

GFR	Dosis (% der Normaldosis)
40	75 (3 Einzeldosen)
20	50 (2 Einzeldosen)
10	25 (2 Einzeldosen)
Anurie	15 (1 Einzeldosis)

Nebenwirkungen:

Blutbildveränderungen, Exantheme, Thrombozytose, Eosinophilie, Leukopenie, Anstieg der Transaminasen u. alk. Phosphatase, gastrointestinale Beschwerden, Schwindel, Krämpfe (!), Verlängerung der Prothrombinzeit, pos. Coombs-Test

Kontraindikationen:

Imipenem-/Cilastatinallergie; Vorsicht bei Allergie gegen andere β-Lactam-Antibiotika

Bemerkungen:

Bei schweren Infektionen Kombination mit einem Aminoglykosid. In-vitro-Antagonismus bei Kombination mit Cephalosporinen oder Breitspektrum-Penicillinen. Für Säuglinge <3. Lebensmonat nicht zugelassen, bei Versagen anderer Antibiotika Versuch mit 40 mg/kg/die i.v., verteilt auf 2 Dosen, möglich

Isoniazid (INH)   Isozid®, tebesium®

Spektrum:
M. tuberculosis, M. kansasii

Dosierungen:

• Erwachsene	5 mg/kg/die, max. 300 mg/die in einer Dosis p.o. bzw. i.v.
• Kinder > 1. Lebensjahr	8–10 mg/kg/die p.o., i.v. in einer Dosis, max. 300 mg/die
Bei Niereninsuffizienz (Erwachsene und Kinder)	INH wird unabhängig von der Nierenfunktion aus dem Serum eliminiert, d. h. die biologische Halbwertszeit ist auch bei anurischen Patienten nicht verlängert. Auch bei Einschränkung der Nierenfunktion wird eine Tagesdosis von 5 mg/kg Körpergewicht verabreicht

Nebenwirkungen:
Periphere Neuropathie, selten Krämpfe, Neuritis nervi optici, Enzephalopathie, Psychosen, häufig Hepatitis (mit zunehmendem Lebensalter häufiger, durchschnittl. ca. 1–2%), Fieber, allergische Hauterscheinungen, Leukopenie

Kontraindikationen:
Akute Hepatitis, Psychosen, Epilepsie, Alkoholabhängigkeit, Gerinnungsstörungen, periphere Neuritis

Bemerkungen:
Überwachung der Leberfunktion (Transaminasen), Anstieg bei 20–30% der Patienten. Absetzen von INH, wenn Transaminasen > 100 bis 150 U/l

Itraconazol	**Sempera**®

Spektrum:
Breites Wirkspektrum gegen viele Pilzarten, sehr gut wirksam gegen Aspergillusarten

Dosierungen:
- Erwachsene   1–2 × 200 mg p.o. mit einer Mahlzeit, schwere Infektion: Loading dose von 3 × 200 mg p.o. für 4 Tage, dann 2 × 200 mg p.o.

Bei Niereninsuffizienz Eine Dosisreduzierung ist bei verschiedenen Graden der Niereninsuffizienz nicht erforderlich. Auch bei Dialysepatienten braucht keine Dosisänderung zu erfolgen

Nebenwirkungen:
Übelkeit, Erbrechen, Schmerzen, Schwindel, Exanthem, Allergien, Transaminasenanstieg, Hypokaliämie. Bei hoher Dosierung (600 mg/die) Hypertension, schwere Hypokaliämie, Nebennierenrindeninsuffizienz

Kontraindikationen:
Schwangerschaft und Stillperiode, Kinder und Jugendliche < 18 Jahre, schwere Leberfunktionsstörungen

Bemerkungen:
Gut verträgliches Azolderivat mit breitem antimykotischem Wirkspektrum. Schlechte Penetration in den Liquor. Itraconazol verlangsamt die Ausscheidung von Cyclosporin, Digoxin, Phenytoin und Warfarin, die Metabolisierung durch INH, Rifampicin, Phenobarbital, Carbamazepin und Phenytoin wird dagegen beschleunigt

Ketoconazol   Nizoral®

Spektrum:
Breites Wirkspektrum gegen viele Pilzarten, nicht gegen Schimmelpilze und Cryptococcus

Dosierungen:
- Erwachsene $1 \times 200–400$ mg p.o. mit einer Mahlzeit
- Kinder   bis 20 kg: $1 \times 2,5–5$ mg/kg/die p.o. mit
  ($>2.$ Lebensjahr)   einer Mahlzeit
                         bis 30 kg: 1×100 mg p.o. mit einer
                         Mahlzeit

Bei Niereninsuffizienz   Eine Dosisreduzierung ist bei ver-
(Erwachsene   schiedenen Graden der Niereninsuffi-
und Kinder)   zienz nicht erforderlich. Auch bei Dia-
                         lysepatienten braucht keine Dosisän-
                         derung zu erfolgen

Nebenwirkungen:
Schwere Leberschädigung (1:10.000 tödlich), gastrointestinale Symptome, allergische Symptome, Fieber, Kopfschmerzen, Oligospermie, Gynäkomastie, selten Blutbildungsstörungen, Reizerscheinungen bei lokaler Anwendung

Kontraindikationen:
Schwangerschaft und Stillperiode, Kinder <2 Jahre, schwere Leberfunktionsstörung

Bemerkungen:
Vor und während der Behandlung ständige Leberfunktionskontrolle, bei stärkerem Transaminasenanstieg sofortiges Absetzen von Ketoconazol. Resistenzentwicklung bei Candidaarten unter der Therapie. Bei erhöhtem Magensaft-pH schlechte bis keine Resorption

Levofloxacin   Tavanic®

Spektrum:

Nahezu alle grampositiven und gramnegativen Erreger, einschließlich Pneumokokken, Streptokokken, E. faecalis, Staphylokokken, Chlamydien, Mycoplasma pneumoniae, Legionellen, H. influenzae, Ps. aeruginosa; nur mäßig wirksam gegen Anaerobier

Dosierungen:

- Erwachsene $1-2 \times 250-500$ mg p.o., i.v.

Bei Niereninsuffizienz GFR 50–20 ml/min: Normaldosis am
(Erwachsene)   1. Tag, danach halbierte Einzeldosis;
                        GFR <20 ml/min: Normaldosis am
                        1. Tag, dann 1/4 der Erstdosis als Erhaltungsdosis

Nebenwirkungen:

Gastrointestinale Beschwerden, Kopfschmerzen, Benommenheit, Schwindel, Schläfrigkeit, Photosensibilisierung, Tendinitis, Transaminasenanstieg

Kontraindikationen:

Schwangerschaft und Stillperiode, Epilepsie, Sehnenbeschwerden nach früherer Anwendung von Fluorochinolonen, Kinder und Heranwachsende

Bemerkungen:

Keine klinisch relevanten Wechselwirkungen mit Theophyllin; Vorsicht bei gleichzeitiger Einnahme von Medikamenten, die die Krampfschwelle herabsetzen

Linezolid   Zyvoxid®

Spektrum:
Staphylokokken (einschl. MRSA, MRSE und GISA), Streptokokken (einschl. penicillinresistente Pneumokokken) Enterokokken (einschl. VRE) u.a. grampositive Erreger

Dosierungen:
- Erwachsene 2×600 mg p.o., i.v.

- Kinder 3×10 mg/kg
  < 12 Jahre

- Neugeborene 3×10 mg/kg
  < 7 Tage

- Frühgeborene 2×10 mg/kg
  < 34. SSW

Bei Niereninsuffizienz Bei Niereninsuffizienz keine Dosisan-
                        passung erforderlich

Nebenwirkungen:
Vorwiegend gastrointestinale Nebenwirkungen (Übelkeit, Diarrhoe) und Kopfschmerzen in schwacher bis mittelgradiger
Ausprägung, Candidiasis, Pilzinfektionen, Geschmacksstörungen (metallischer Geschmack); in einzelnen Fällen reversible Anämie, Thrombozytopenie

Kontraindikationen:
Überempfindlichkeit gegen Linezolid oder einen der Inhalts-
stoffe, Einnahme von MAO-Hemmern A oder B bzw. innerhalb
von 2 Wochen nach Einnahme entsprechender Präparate; un-
kontrollierte Hypertonie, Phäochromozytom, Karzinoid, Thy-
reotoxikose, bipolare Depression, schizoaffektive Störung,
akute Verwirrtheitszustände; Einnahme von Serotoninwieder-
aufnahmehemmern, trizyklischen Antidepressiva, Sympatho-
mimetika

Bemerkungen:

Neuartiger Wirkmechanismus, vollständige Bioverfügbarkeit nach oraler Applikation, wöchentliche Blutbildkontrollen v.a. bei prädisponierten Patienten für Anämie und Thrombozytopenie. Keine Kreuzresistenz zu anderen Antibiotika, Resistenzinduktion in vitro selten und langsam; bislang wenig Erfahrung bei Langzeittherapie >4 Wochen

---

Loracarbef	**Lorafem®**

Spektrum:

Grampositive (nicht Enterokokken), gramnegative Bakterien (besonders E. coli, Proteus mirabilis, Klebsiella, Moraxella catarrhalis, H. influenzae), nicht bei Pseudomonas, Serratia, indol-pos. Proteus, Enterobacter, Acinetobacter

Dosierungen:

- Erwachsene und Kinder >12 J.
  2×200–400 mg p.o.
  1×200 mg p.o. (bei unkomplizierter HWI der Frau)

- Kinder >6 Monate
  15–30 mg/kg/die p.o. verteilt auf 2 Dosen (Höchstdosis 800 mg/die)

Bei Niereninsuffizienz (Erwachsene)
Bei einer Kreatininclearance von 49–10 ml/min 200–400 mg $1 \times$ täglich. Bei einer Kreatininclearance <10 ml/min 200–400 mg jeden 3. Tag

Bei Niereninsuffizienz (Kinder)

GFR	Dosis (% der Normaldosis)
40	50 (1 Einzeldosis)
20	50 (1 Einzeldosis)
10	15 (1 Einzeldosis)
Anurie	15 (1 Einzeldosis)

Nebenwirkungen:

Übelkeit, Erbrechen, Durchfall, Allergien. Selten: Eosinophilie, Leukopenie, Transaminasenanstieg, Nephrotoxizität, Kopfschmerzen

Kontraindikationen:
Cephalosporinallergie

Bemerkungen:
Bei bekannter anaphylaktischer Reaktion auf Penicilline nicht
anwenden. Bisher keine Erfahrungen in der Schwangerschaft
und Stillzeit, Behandlung nur nach sorgfältiger Nutzen-Risiko-
Abwägung

Meropenem	Meronem®

Spektrum:
Sehr gute In-vitro-Aktivität gegen grampositive (nicht oxacil-
linresistente S. aureus und E. faecium) und gramnegative
Keime einschl. Pseudomonas Spezies (nicht Stenotropho-
monas maltophilia); bessere In-vitro-Aktivität als Imipenem/
Cilastatin

Dosierungen:

- Erwachsene und $3 \times 0,5$–1 g i.v.
  Kinder >12 Jahre   bei Meningitis: 3×2 g

- Kinder   30–60 mg/kg/die i.v. verteilt auf
  (>3 Monate bis   3 Dosen
  12 Jahre)   bei Meningitis: 3×40 mg/kg

Bei Niereninsuffizienz   Bei einer Kreatininclearance von
(Erwachsene)   50–26 ml/min 0,5–1 g alle 12 Stunden,
bei einer Kreatininclearance von
25–10 ml/min 0,25–0,5 g alle 12 Stunden, bei einer Kreatininclearance
<10 ml/min 0,25–0,5 g alle 24 Stun-
den

Bei Niereninsuffizienz
(Kinder)

GFR	Dosis (% der Normaldosis)
40	70 (2 Einzeldosen)
20	40 (2 Einzeldosen)
10	20 (1 Einzeldosis)
Anurie	15 (1 Einzeldosis)

Nebenwirkungen:
Gastrointestinale Beschwerden, Allergien, lokale Reaktionen, Exanthem, Transaminasenanstieg, Blutbildveränderungen, Kopfschmerzen

Kontraindikationen:
Überempfindlichkeit

Bemerkungen:
Monosubstanz, zusätzliche Verwendung von Cilastatin nicht notwendig. Bei bekannter anaphylaktischer Reaktion auf Penicilline nicht anwenden

Metronidazol	Clont®, Flagyl®

Spektrum:
Anaerobier (Bacteroides fragilis, Clostridien und anaerobe Kokken), Trichomonaden, Lamblien, Amöben

Dosierungen:

- Erwachsene
$2–3 \times 400$ mg p.o.
$2–3 \times 500$ mg i.v.

- Kinder
  <12 Jahre
20–30 mg/kg/die i.v. verteilt auf 2 Dosen
20–30 mg/kg/die p.o. verteilt auf 2–3 Dosen

Bei Niereninsuffizienz (Erwachsene)
Es kommt zu keiner signifikanten Verlängerung der Halbwertszeit. Bei Serumkreatinin 10 mg% und bei Kreatininclearance <10 ml/min sollte jedoch nur 1 Einzeldosis (400 mg p.o.; 500 mg i.v.) alle 12 h gegeben werden. Die Behandlungsdauer sollte 10 Tage nicht überschreiten

Bei Niereninsuffizienz (Kinder)
Keine Daten

Nebenwirkungen:
Gastrointestinale Nebenwirkungen, Geschmackssensationen, Neuropathie, Leukopenie, Kopfschmerzen, Ataxie; Transaminasenerhöhung, Alkoholunverträglichkeit

Kontraindikationen:
Überempfindlichkeit gegen Metronidazol; im 1. Trimenon der Schwangerschaft nur bei vitaler Indikation (2. und 3. Trimenon nach Nutzen-Risiko-Abwägung)

Bemerkungen:
Bei schwerer Leberinsuffizienz: Nutzen-Risiko-Abwägung; hoher Na-Gehalt der i.v.-Lösung

---

Mezlocillin	**Baypen®**

Spektrum:
Grampositive (nicht: β-Laktamase bildende Staphylokokken, Enterokokken, Listerien) und gramnegative Keime, einschl. Pseudomonas aeruginosa; einige Anaerobier (Bacteroides, Peptostreptokokken)

Dosierungen:

• Erwachsene	3×2–5 g i.v. 2–3×2–3 g i.v. bei Gallenwegs- oder Harnwegsinfektionen
• Kinder 1–14 Jahre	3×75 mg/kg i.v.
• Säuglinge >3 kg	3×75 mg/kg i.v.
• Säuglinge <3 kg; Frühgeborene	2×75 mg/kg i.v.
Bei Niereninsuffizienz (Erwachsene)	Ab Kreatininclearance <10 ml/min max. 2×5 g/die
Bei Niereninsuffizienz (Kinder)	Ab Kreatininclearance <30 ml/min Dosisanpassung; bei Kreatininclearance <10 ml/min max. 1/2 Normdosis

Nebenwirkungen:
Überempfindlichkeitsreaktionen, gastrointestinale Symptome, vorübergehender Transaminasenanstieg, Eosinophilie, Geschmacksirritation, Leukozytendepression, Hypokaliämie, Thrombozytopenie, Blutgerinnungsstörungen, Krämpfe (bei sehr hoher Dosierung)

Kontraindikationen:
Penicillinallergie

Bemerkungen:
Zusammen mit Piperacillin Penicillin der Wahl bei lebensbedrohlichen Infektionen, bis der Erreger bekannt ist. Bei schweren Lebererkrankungen Dosisreduktion

---

Minocyclin	Klinomycin®

Spektrum:
Grampositive, gramnegative Erreger, Mykoplasmen, Chlamydien, Borrelien, Coxiella burnetii, nicht: Proteus Spezies, Ps. aeruginosa, Nocardia asteroides, relativ häufig Resistenzen bei Pneumokokken, Streptokokken, Staphylokokken und gramnegativen Keimen

Dosierungen:
• Erwachsene	initial 200 mg, dann 12-stdl. 100 mg p.o.
• Kinder >8. Lebensjahr	initial 4 mg/kg, dann 12-stdl. 2 mg/kg p.o.
Bei Niereninsuffizienz (Erwachsene und Kinder)	Bei Minocyclin ist eine Dosisreduktion bei Patienten mit Niereninsuffizienz nicht erforderlich. Eine Herabsetzung der Dosis von Minocyclin sollte höchstens bei extremer Niereninsuffizienz in Betracht gezogen werden

Nebenwirkungen:
Gastrointestinale Nebenwirkungen, Exantheme, phototoxische Reaktionen, selten Anaphylaxie, Zahnverfärbung, Hepatotoxizität, Pseudotumor cerebri, negative Stickstoffbilanz (Harnstoff-N-Anstieg), relativ häufig vestibuläre Nebenerscheinungen (Schwindel, Ataxie 5–7%, häufiger bei Frauen, höhere Blutspiegel als bei Männern)

Kontraindikationen:
Schwangerschaft, bei Kindern < 8 Jahren nur bei vitaler Bedrohung

Moxifloxacin	**Avalox®**

Spektrum:
Nahezu alle grampositiven und gramnegativen Erreger und Anaerobier; besonders hohe Wirksamkeit gegen Atemwegserreger (Pneumokokken, H. influenzae, Moraxellen, Chlamydien, Mykoplasmen, Legionellen); schwache Wirksamkeit gegen Ps. aeruginosa

Dosierungen:
- Erwachsene   1 × 400 mg p.o., i.v.

Bei Niereninsuffizienz Keine Dosisanpassung notwendig

Nebenwirkungen:
Gastrointestinale Beschwerden, Benommenheit, QT-Streckenverlängerung bei Patienten mit bestehender Hypokaliämie oder Hypokalzämie, Geschmacksstörungen, Anstieg von Leberwerten

Kontraindikationen:
Schwangerschaft und Stillperiode, Kinder und Heranwachsende, QT-Intervallverlängerung, symptomatische Herzrhythmusstörungen in der Vorgeschichte; mangels pharmakokinetischer Daten kontraindiziert bei eingeschränkter Leberfunktion

Bemerkungen:

Keine Wechselwirkungen mit Theophyllin, keine Photosensibilisierung, geringes Resistenzrisiko

Netilmicin	**Certomycin®**

Spektrum:

Grampositive Keime (Staphylokokken, nicht: Pneumokokken, Streptokokken, Enterokokken), gramnegative Keime, einschließlich der meisten gentamicin- und tobramycinresistenten Erreger

Dosierungen:

- Erwachsene

4–6 mg/kg/die i.m., i.v.
vereinfachtes Dosierungsschema:
2×200 mg/die oder Gesamtdosis
$1 \times$ pro Tag (gleiche Wirksamkeit!)
bei lebensbedrohlichen Infektionen:
bis 7,5 mg/kg/die

- Kinder
  > 1 Lebensjahr

6–7,5 mg/kg/die i.m., i.v. verteilt auf
3 Dosen

- Neugeborene
  < 1 Lebenswoche

6 mg/kg/die i.m., i.v. verteilt auf
2 Dosen

- Neugeborene
  > 1 Lebenswoche

7,5–9 mg/kg/die i.m., i.v. verteilt auf
3 Dosen

Bei Niereninsuffizienz (Erwachsene)

GFR	Krea	Max. Dos. (g)	DI (h)
120	0,8	0,15	12
45	2,0	0,1	12
18	3,5	0,1	24
8	6,0	0,05	24
2	15,5	0,025	24
0,5		0,025	24

Bei Niereninsuffizienz (Kinder)	GFR	Dosis (% der Normaldosis)
	40	60 (1 Einzeldosis); LD 5 mg/kg
	20	30 (1 Einzeldosis); LD 4 mg/kg
	10	15 (1 Einzeldosis); LD 3 mg/kg
	Anurie	10 (1 Einzeldosis) bzw. 20 n. HD; LD 2 mg/kg
		LD=Loading Dose

Nebenwirkungen:
Nephrotoxizität und Ototoxizität besonders, wenn Spitzenspiegel > 10 µg/ml (nur bei Mehrfachdosierung) bzw. Talspiegel > 2 µg/ml (Einmal- und Mehrfachdosierung), bei vorangegangener Aminoglykosidtherapie und gleichzeitiger Gabe von Furosemid oder Etacrynsäure. Eosinophilie, Arthralgie, Exanthem, Fieber, neuromuskuläre Blockade

Kontraindikationen:
Parenterale Gabe im 1. Trimenon der Schwangerschaft, ab 4. Schwangerschaftsmonat nur bei vitaler Indikation

Bemerkungen:
Aminoglykosidlösungen nicht mit Penicillinen oder Cephalosporinen mischen (Inaktivierung der Aminoglykoside). Weniger ototoxisch als andere Aminoglykoside

---

Nitrofurantoin	**Furadantin®**

Spektrum:
Staphylokokken, Streptokokken, Enterokokken, E. coli, Klebsiellen, Enterobacter

Dosierungen:
• Erwachsene   2–3 × 100 mg p.o.

Bei Niereninsuffizienz Kontraindikation

Nebenwirkungen:
Übelkeit, Erbrechen, Lungeninfiltrationen, allergisches Lungenödem, Photosensibilisierung, Neuropathie, Kopfschmerzen, Schwindel, selten Leukopenie, Anämie, Allergie

Kontraindikationen:
Eingeschränkte Nierenfunktion (GFR <50 ml/min), Schwangerschaft und Neugeborene bis zum 2. Lebensmonat

Bemerkungen:
Bei schweren Lebererkrankungen sollten andere Antibiotika eingesetzt werden

---

Norfloxacin   **Barazan®**

Spektrum:
Nahezu alle grampositiven und gramnegativen Erreger von Harnwegsinfektionen und akuter bakterieller Gastroenteritis

Dosierungen:
- Erwachsene 2×400 mg p.o.

Bei Niereninsuffizienz   Bei einer Kreatininclearance von <30 ml/min entsprechend den Serum-Kreatininwerten zwischen 2,5 und 5 mg% beträgt die Dosis 400 mg $1 \times$ täglich

Nebenwirkungen:
Appetitlosigkeit, Übelkeit, Durchfall, Allergie, Schwindel, Kopfschmerzen, Tendinitis, Verschlechterung einer Myasthenia gravis; sehr selten Leukopenie, Eosinophilie, Anstieg von Transaminasen, alkal. Phosphatase und Kreatinin

Kontraindikationen:
Schwangerschaft und Stillperiode, Epilepsie, Kinder und Heranwachsende

Bemerkungen:
Im Vergleich zu anderen Antibiotika überdurchschnittlich hohe Resistenzentwicklung bei Pseudomonas und Staphylokokken. Dosisreduktion bei schweren Leberererkrankungen

Nystatin	Moronal®

Spektrum:
Candidaarten, Blastomycesarten, Coccidioides immitis, Cryptococcus neoformans, Histoplasma capsulatum und Aspergillusarten, unwirksam bei Dermatophyten und Aktinomyceten

Dosierungen:
- Erwachsene und Kinder   1,5–3 Mio I.E./die p.o. verteilt auf 3 Dosen
- Säuglinge   0,5–1 Mio I.E./die p.o. verteilt auf 3 Dosen

Bei Niereninsuffizienz Keine Dosisreduktion erforderlich (Erwachsene und Kinder)

Nebenwirkungen:
Sehr selten, bei hoher oraler Dosierung Brechreiz, Erbrechen, dünne Stühle, Überempfindlichkeitsreaktionen

Bemerkungen:
Antimykotikum zur Therapie und Prophylaxe intestinaler Hefemykosen; praktisch keine Resorption

Ofloxacin	Tarivid®

Spektrum:
Nahezu alle grampositiven u. gramnegativen Erreger einschließlich H. influenzae, Salmonellen, Shigellen, Yersinia, Campylobacter, Neisserien, Legionellen, nicht Anaerobier.

Nur geringe Wirksamkeit gegen Ps. aeruginosa, Acinetobacter, Serratien, Enterokokken, Streptokokken, Pneumokokken

Dosierungen:

• Erwachsene   2 × 100–200 mg p.o., i.v.

Bei Niereninsuffizienz	GFR	Krea	Max. Dos. (g)	DI (h)
	120	0,8	0,2	12
	45	2,0	0,2	24
	18	3,5	0,2	24
	8	6,0	0,1	24
	2	15,5	0,1	24
	0,5		0,1	24

Nebenwirkungen:

Appetitlosigkeit, Übelkeit, Durchfall, Allergie, Schwindel, Kopfschmerzen, Hautveränderungen, ZNS-Störungen, Psychosen, Arthralgien und Tendopathien, sehr selten Leukopenie, Eosinophilie, Anstieg von Transaminasen, alkal. Phosphatase und Kreatinin

Kontraindikationen:

Schwangerschaft und Stillperiode, ZNS-Erkrankungen (v.a. Epilepsie), Kinder und Heranwachsende

Bemerkungen:

Bei Kindern und Jugendlichen nur bei vitaler Indikation. Cave! Resistenzentwicklung besonders bei Pseudomonas und Staphylokokken. Dosisreduktion bei schweren Lebererkrankungen

Oxacillin   InfectoStaph®

Spektrum:
Staphylokokken

Dosierungen:

• Erwachsene	4 × 1(–2) g i.v. (–12 g/die)
• Kinder 1–6 Jahre	1–2 g/die i.v. verteilt auf 4 Dosen
• Säuglinge >3 Monate	80 mg/kg/die i.v. verteilt auf 4 Dosen
• Säuglinge <3 Monate	60 mg/kg/die i.v. verteilt auf 3 Dosen
• Neu- und Frühgeborene	40 mg/kg/die i.v. verteilt auf 2 Dosen
Bei Niereninsuffizienz (Erwachsene)	Bei einer GFR <10 ml/min sollte eine Tagesdosis von 4 × 1 g (bzw. 6 × 1 g bei Endokarditis) nicht überschritten werden

Bei Niereninsuffizienz (Kinder)

GFR	Dosis (% der Normaldosis)
40	100 (4 Einzeldosen)
20	75 (4 Einzeldosen)
10	60 (3 Einzeldosen)
Anurie	30 (1 Einzeldosis)

Nebenwirkungen:
Durchfall, Fieber, Exanthem, Transaminasenanstieg, Hb-Abfall, Leukopenie. Selten interstitielle Nephritis (Hämaturie), Eosinophilie, zerebrale Krämpfe bei sehr hoher Dosierung

Kontraindikationen:
Penicillinallergie

Bemerkungen:
Dosisreduktion bei eingeschränkter Leberfunktion

Penicillin G   Diverse Präparate

9

Spektrum:

Insbesondere bei Meningokokken, Pneumokokken, Streptokokken, Gonokokken (Penicillinresistenz bei Pneumokokken
s. S. 131)

Dosierungen:

- Erwachsene und
  Kinder > 12 Jahre

  niedrige Dosis: $4 \times 0,6$–1,2 Mio I.E. i.v.
  hohe Dosis: 6×4 Mio I.E. i.v.
  (max. 60 Mio I.E./die) (z. B. Meningitis)

- Kinder
  > 1. Lebensjahr

  50.000–500.000 I.E./kg/die i.m., i.v.
  verteilt auf 4–6 Dosen

- Neugeborene
  < 4. Lebenswoche

  50.000–100.000 I.E./kg/die i.m., i.v.
  verteilt auf 2 Dosen

- Neugeborene
  > 4. Lebenswoche

  50.000–1 Mio I.E./kg/die i.m., i.v.
  verteilt auf 3–4 Dosen

Bei Niereninsuffizienz
(Erwachsene)

GFR	Krea	Max. Dos. (Mio. I.E.)	DI (h)
120	0,8	5	6
45	2,0	5	8
18	3,5	4	8
8	6,0	5	12
2	15,5	3	12
0,5		2	12[1]

[1] 2–3 Hämodialysen/Woche werden
in diesen Fällen als erforderlich vorausgesetzt. 1 Normaldosis initial

Bei Niereninsuffizienz
(Kinder)

GFR	Dosis (% der Normaldosis)
40	75 (3 Einzeldosen)
20	60 (3 Einzeldosen)
10	50 (2 Einzeldosen)
Anurie	20 (2 Einzeldosen) bzw. 30 n. HD

Nebenwirkungen:

Medikamentenfieber, Exantheme, hämolytische Anämie, Blutbildveränderungen, Anaphylaxie (0,004–0,015%), Krämpfe (nur bei hohen Dosen und schneller i.v.-Injektion, z. B. 5 Mio I.E. pro 5 min), selten interstitielle Nephritis

Kontraindikationen:

Penicillinallergie

Bemerkungen:

Der Natrium- und Kaliumgehalt von Penicillin G ist bei schwerer Herz- oder Niereninsuffizienz zu beachten. Aktuelle Pneumokokkenresistenz in Deutschland siehe Kap. 10, Seite 131. Zur Umrechnung: 1 Mio I.E. = 600 mg

Penicillin V	**Isocillin®, Megacillin oral®,** u. a.

Spektrum:

Insbesondere gegen Meningokokken, Pneumokokken, Streptokokken, Gonokokken (Penicillinresistenz bei Pneumokokken s. S. 131)

Dosierungen:

• Erwachsene und Kinder > 12 Jahre	3(–4) × 0,5–1,5 Mio I.E. p.o.
• Kinder > 4 Monate	40.000–60.000 (–160.000) I.E./kg/die p.o. verteilt auf 3–4 Dosen
• Kinder < 4 Monate	40.000–60.000 I.E./kg/die p.o. verteilt auf 3 Dosen
Bei Niereninsuffizienz (Erwachsene)	Bis zu einer Krea-Clearance von 30–15 ml/min keine Dosisreduktion bei einem Dosierungsintervall von 8 h; bei Anurie Verlängerung des Intervalls auf 12 h

Bei Niereninsuffizienz (Kinder)	GFR	Dosis (% der Normaldosis)
	40	100 (3 Einzeldosen)
	20	100 (3 Einzeldosen)
	10	50 (2 Einzeldosen)
	Anurie	50 n. HD

Nebenwirkungen:
Medikamentenfieber, Exanthem, gastrointestinale Beschwerden, hämolytische Anämie, Anaphylaxie (0,004–0,015%)

Kontraindikationen:
Penicillinallergie

Bemerkungen:
Aktuelle Pneumokokkenresistenz in Deutschland siehe Kap. 10, Seite 131. Ein weiteres Phenoxypenicillinderivat im Handel ist Propicillin (Baycillin®). Umrechnung: 0,7 g Propicillin: 1 Mio. I.E.

Piperacillin	**Piperacillin-ratiopharm®**

Spektrum:
Nicht S. aureus (!), speziell Pseudomonas, Proteus, E. coli. Wirksam z. T. gegen Klebsiella, Enterobacter, Citrobacter, Bacteroides

Dosierungen:
- Erwachsene $3–4 \times 2–4$ g i.v.

- Kinder   100–300 mg/kg/die i.v. verteilt auf
  >1 Monat   2–4 Dosen

- Neugeborene   150–300 mg/kg/die i.v. verteilt auf
  <1 Monat   3 Dosen

Bei Niereninsuffizienz (Erwachsene)	GFR	Krea	Max. Dos. (g)	DI (h)
	120	0,8	4	6
	45	2,0	4	8
	18	3,5	4	8
	8	6,0	4	12
	2	15,5	4	12
	0,5		2	8[1]

[1] 2–3 Hämodialysen/Woche werden in diesen Fällen als erforderlich vorausgesetzt. 1 Normaldosis initial

Bei Niereninsuffizienz (Kinder)	GFR	Dosis (% der Normaldosis)
	40	60 (3 Einzeldosen)
	20	40 (3 Einzeldosen)
	10	25 (2 Einzeldosen)
	Anurie	15 (1 Einzeldosis)

Nebenwirkungen:
Gastrointestinale Symptome; Exanthem, Fieber, selten Transaminasenerhöhung, interstitielle Nephritis, Blutbildveränderungen

Kontraindikationen:
Penicillinallergie

Bemerkungen:
Penicillin der Wahl bei Pseudomonasinfektionen. Piperacillin enthält 2,09 mmol/g Natrium

Piperacillin/ Tazobactam	Tazobac®

Spektrum:
Grampositive (nicht oxacillinresistente Staphylokokken u. E. faecium) und gramnegative Keime, speziell Pseudomonas, Proteus, E. coli, vor allem β-Laktamasebildner und Anaerobier

Dosierungen:

- Erwachsene und Kinder > 12 Jahre $3 \times 4,5$ g i.v.

- Kinder 2–12 Jahre   < 40 kg: $3 \times 112,5$ mg/kg
  > 40 kg: wie Erwachsene

Bei Niereninsuffizienz (Erwachsene)

GFR	Krea	Max. Dos. (g)	DI (h)
120	0,8	4,5	8
45	2,0	4,5	8
18	3,5	4,5	12
8	6,0	4,5	12
2	15,5	4,5	12
	0,5	2,25	12

Bei Niereninsuffizienz (Kinder)   Dosisreduktion bei Krea-Clearance < 50 ml/min auf $3 \times 78,75$ mg/kg

Nebenwirkungen:

Gastrointestinale Symptome, Exanthem, Fieber, selten Transaminasenerhöhung, interstitielle Nephritis, zerebrale Krampfneigung bei sehr hohen Spiegeln

Kontraindikationen:

Penicillinallergie, Schwangerschaft und Stillzeit, Kinder < 2 Jahre

Bemerkungen:

Piperacillinpräparate enthalten 2,09 mmol/g Natrium

| **Protionamid** | **ektebin®, Peteha®** |

Spektrum:

M. tuberculosis und M. kansasii

Dosierungen:

- Erwachsene   10–15 mg/kg/die p.o., max. 1000 mg/die in 1–2 Dosen

• Kinder ab 9 Jahre	15 mg/kg/die p.o. verteilt auf 2–3 Dosen
• Kinder 4–8 Jahre	20 mg/kg/die p.o. verteilt auf 2–3 Dosen
• Kinder bis 4 Jahre	25mg/kg/die p.o. verteilt auf 2–3 Dosen
Bei Niereninsuffizienz	Es liegen noch keine Daten vor. Eine intermittierende Therapie (2–3 × 1000 mg/Woche) ist zu erwägen

Nebenwirkungen:
Magen-Darm-Störungen (bis zu 50%), Hepatotoxizität, Neutropenie, Hypothermie, Hypoglykämie (bei Diabetikern). Selten: periphere Neuropathie, Krämpfe, Exantheme, Purpura, Stomatitis, Menstruationsstörungen

Kontraindikationen:
Schwangerschaft 1. Trimenon, schwerer Leberschaden, Epilepsie, Psychosen, Alkoholabhängigkeit

Bemerkungen:
Monatlich Transaminasen bestimmen

Pyrazinamid	Pyrafat®, Pyrazinamid „Lederle"®

Spektrum:
M. tuberculosis

Dosierungen:
• Erwachsene und Kinder	30–40 mg/kg/die p.o. in 1 Dosis; max. 1,5 g bei < 50 kg, max. 2 g bei 51–75 kg, max. 2,5 g bei > 75 kg
• Säuglinge und Kleinkinder	35–40 mg/kg/die

Bei Niereninsuffizienz (Erwachsene)	Gewicht <50 kg: 2 × wöchentlich 3 g oder 3 × wöchentlich 2 g Gewicht >50 kg: 2 × wöchentlich 3,5 g oder 3 × wöchentlich 2,5 g

Bei Niereninsuffizienz (Kinder)	GFR	Dosis (% der Normaldosis)
	40	100
	20	75 (1 Einzeldosis)
	10	50 (1 Einzeldosis)
	Anurie	100 nach HD 3 × /Wo

Nebenwirkungen:
Arthralgie, Harnsäureanstieg, Leberschäden, gastrointestinale Beschwerden, selten Photosensibilität

Kontraindikationen:
Schwerer Leberschaden, Gicht

Bemerkungen:
Überwachung der Leberfunktion, vor allem auch vor der Therapie, bei schweren Lebererkrankungen sollten andere Antibiotika eingesetzt werden

Quinupristin/ Dalfopristin	**Synercid®**

Spektrum:
S. aureus (inkl. MRSA, GISA), koagulasenegative Staphylokokken, S. pneumoniae (inkl. penicillinresistente), S. pyogenes, M. catarrhalis, E. faecium (inkl. VRE; nicht E. faecalis), C. jeikeium, N. gonorrhoeae, L. monocytogenes

Dosierungen:
- Erwachsene   3 × 7,5 mg/kg (nosokomiale Pneumonien, klinisch relevante Infektionen durch VRE, Haut- und Weichteilinfektionen)

Bei Niereninsuffizienz Keine Dosisanpassung erforderlich

Nebenwirkungen:
Entzündung, Schmerz, Thrombophlebitis bei peripher-venösem Zugang (nicht bei ZVK), Myalgien, Arthralgien, gastrointestinale Störungen, Anstieg von Bilirubin (gesamt und konjugiert) und Transaminasen

Kontraindikationen:
Unverträglichkeit gegenüber Streptogramin-Antibiotika, schwere Leberinsuffizienz

Bemerkungen:
Dosisreduktion bei Leberinsuffizienz, keine ausreichende Datenlage zur Dosierung bei Kindern und Neugeborenen; Applikation über ZVK in 5%iger Glukoselösung über 60 min, Inkompatibilität mit NaCl-Lösungen; Inhibition des CYP-P450-3A4-Enzymsystems

---

| **Rifabutin** | **Alfacid®, Mycobutin®** |

Spektrum:
M. tuberculosis (in über 30% auch gegen rifampicinresistente Stämme), M. leprae, M. avium-intracellulare, M. fortuitum, M. kansasii, M. marinum, M. ulcerans

Dosierungen:
- Erwachsene   Prophylaxe einer MAC-Infektion:
0,3 g/die p.o.
Therapie einer MAC-Infektion:
0,45–0,6 g/die p.o. (bei Kombination mit Clarithromycin: 0,3 g/die p.o.)
Therapie einer (multiresistenten) TB:
0,15 g/die p.o. (stets Kombinationstherapie; bei vorbehandelten Patienten 0,3–0,45 g/die p.o.)
MAC-Infektion = Infektion mit M.-avium-/intracellulare-Komplex

Bei Niereninsuffizienz
Bei Krea-Clearance <30 ml/min Dosisreduktion um 50%

Nebenwirkungen:
Gastrointestinale Symptome, Transaminasenanstieg, Leukopenie, Thrombozytopenie, Anämie, Gelenk- und Muskelschmerzen, Fieber, Hautrötungen, selten Hautverfärbungen, Orangefärbung des Urins, Überempfindlichkeitsreaktionen (Eosinophilie, Bronchospasmen, Schock), leichte bis schwere Uveitis (reversibel); erhöhtes Risiko für Uveitis bei Kombination mit Clarithromycin oder Fluconazol

Kontraindikationen:
Überempfindlichkeit gegen Rifabutin oder Rifampicin, Schwangerschaft, Stillzeit, schwere Lebererkrankungen, keine Kombination mit Rifampicin

Bemerkungen:
Regelmäßige Überwachung der Leukozyten- und Thrombozytenzahlen sowie der Leberenzyme während der Therapie

---

Rifampicin   **Rifa®, Eremfat®**

Spektrum:
M. tuberculosis, M. bovis, M. avium-intracellulare, M. leprae, M. kansasii, M. marinum; grampositive Kokken, Legionellen, Chlamydien, Meningokokken, Gonokokken, H. influenzae; nicht M. fortuitum

Dosierungen:
- Erwachsene   1 × 600 mg p.o., i.v. über 50 kg
                      1 × 450 mg p.o., i.v. bis 50 kg
- Kinder   10–15 mg/kg/die p.o., i.v. verteilt auf
                      1(–2) Dosen

Bei Niereninsuffizienz (Erwachsene und Kinder)	Rifampicin ist nicht nephrotoxisch und kann bei Patienten mit verschiedenen Graden der Niereninsuffizienz in normaler Dosierung 10 mg/kg KG, Maximaldosis 600 mg/die, gegeben werden

Nebenwirkungen:
Gastrointestinale Symptome, Drug-Fieber, Juckreiz mit oder ohne Hautausschlag, Anstieg von Transaminasen und alkal. Phosphatase, selten Ikterus, Eosinophilie, ZNS-Symptome, Thrombozytopenie, Leukopenie

Kontraindikationen:
Schwerer Leberschaden, Ikterus; Überempfindlichkeit gegen Rifamycine

Bemerkungen:
Überwachung der Leberfunktion, des Blutbildes und des Serumkreatinins vor und während der Therapie; keine Monotherapie wegen Resistenzentwicklung

---

Roxithromycin   Rulid®, Roxigrün®

Spektrum:
Grampositive Erreger, insbesondere Staphylokokken, Streptokokken, Pneumokokken, Corynebacterium diphtheriae, Mykoplasmen, B. pertussis, Legionellen, Chlamydien, Campylobacter, relativ häufig resistente Staphylokokken

Dosierungen:
- Erwachsene   2 × 150 mg oder 1 × 300 mg p.o.
- Kinder   5–7,5 mg/kg/die p.o. verteilt auf 2 Dosen

Bei Niereninsuffizienz   Bei eingeschränkter Nierenfunktion ist
(Erwachsene   keine Dosisreduktion nötig
und Kinder)

9

Nebenwirkungen:
Gastrointestinale Symptome, selten Exantheme, Transaminasenanstieg

Kontraindikationen:
Überempfindlichkeit gegen Makrolide; strenge Indikationsstellung bei QT-Intervallverlängerung, Hypokaliämie, Hypomagnesiämie, Bradykardie, Herzinsuffizienz, Herzrhythmusstörungen, gleichzeitiger Gabe von QT-Intervall-verlängernden Medikamenten

Bemerkungen:
Roxithromycin hat gegenüber Erythromycin eine verbesserte Pharmakokinetik, bei schwerer Leberfunktionsstörung Halbierung der Tagesdosis, einsetzbar in der Stillzeit

---

Spectinomycin	**Stanilo®**

Spektrum:
Gonokokken (insbesondere penicillinresistente Keime)

Dosierungen:
- Erwachsene   einmalige Gabe von 2–4 g i.m.
- Kinder   einmalige Gabe von 40 mg/kg i.m.

Bei Niereninsuffizienz   Keine Dosisreduktion erforderlich
(Erwachsene
und Kinder)

Nebenwirkungen:
Exanthem, Fieber, Schmerzen bei i.m.-Injektion

Kontraindikationen:
Schwangerschaft und Stillzeit, Neugeborene

Streptomycin   Strepto-Fatol®

Spektrum:
M. tuberculosis, Brucellen, Yersinia pestis, Francisella tularensis, Staphylokokken, Enterokokken, Streptokokken, nicht: atypische Mykobakterien

Dosierungen:
- Erwachsene
- Kinder
  >6 Monate
- Kinder
  <6 Monate

Erwachsene	15 mg/kg/die i.v., i.m.
Kinder >6 Monate	20–30 mg/kg/die i.v., i.m. verteilt auf 2 Dosen
Kinder <6 Monate	10–25 mg/kg/die i.v., i.m.

Bei Niereninsuffizienz (Erwachsene)	Krea-Clearance	Max. Dos. (mg/kg)	DI (h)
	50–80	7,5	24
	10–50	7,5	48
	<10	7,5	72

Initialdosis von 15 mg/kg. Zusatzdosis nach Hämodialyse: 5 mg/kg

Bei Niereninsuffizienz (Kinder)	GFR	Dosis (% der Normaldosis)
	40	80 (DI verl.)
	20	40 (DI verl.)
	10	30 (DI verl.)
	Anurie	25 (DI verl.)

Nebenwirkungen:
Schwindel, Parästhesien, Übelkeit, Erbrechen, Atemdepression, Sehstörungen, Nephrotoxizität, periphere Neuropathie, allergische Hauterscheinungen (ca. 5%), Drug-Fieber, Leukopenie, Ototoxizität insges. ca. 8%

Kontraindikationen:
Schwangerschaft und Stillzeit, Früh- und Neugeborene; bei fortgeschrittener Niereninsuffizienz nur bei vitaler Indikation

Bemerkungen:

Monatl. Audiogramm. Keine Kombination von Streptomycin mit anderen Aminoglykosiden, auch nicht mit rasch wirkenden Diuretika wie Etacrynsäure oder Furosemid. In der Behandlung der TB werden die Tagesdosen in einer einmaligen Gabe verabreicht

Sulbactam	Combactam®

Spektrum:

Hemmung der β-Laktamasen verschiedener grampositiver und gramnegativer Erreger; Eigenaktivität gegen Acinetobacter baumanii

Dosierungen:

- Erwachsene

  0,5–1 g i.v., i.m. zum Zeitpunkt der Antibiotikagabe (max. 4 g/die)

- Kinder

  50 mg/kg/die, aufgeteilt auf die Dosierungsintervalle des kombinierten Antibiotikums (max. 80 mg/kg/die)

Bei Niereninsuffizienz (Erwachsene)

GFR	Max. Dos. (g)	DI (h)
30–15	1	12
15–5	1	24
<5	1	48

nach HD zusätzlich 1 g

Bei Niereninsuffizienz (Kinder)

GFR	Dosis (% der Normaldosis)
40	60 (3 Einzeldosen)
20	30 (2 Einzeldosen)
10	20 (1 Einzeldosis)
Anurie	15 (1 Einzeldosis)

Nebenwirkungen:

Allergische Reaktionen bis zum anaphylaktischen Schock, Blutbildveränderungen, gastrointestinale Beschwerden, selten Kreatinin- und Transaminasenanstieg, sehr selten Krampfanfälle, Schwindel, Kopfschmerzen

Kontraindikationen:
Allergien gegen β-Laktamantibiotikum, Schwangerschaft und Stillzeit (sorgfältige Nutzen-Risiko-Abwägung)

Bemerkungen:
In Kombination mit Mezlocillin, Piperacillin, Penicillin G und Cefotaxim zugelassen. Sehr guter Synergismus bei Acinetobacter baumanii, Citrobacter, Staphylokokken und Anaerobiern, mäßig bei E. coli und Klebsiellen, sehr gering bei Ps. aeruginosa; bei GFR < 40 ml/min nicht mit Piperacillin kombinieren

Teicoplanin	**Targocid®**

Spektrum:
Vor allem oxacillinresistente Staphylokokken (MRSA), Enterokokken, Streptokokken, Clostridium difficile, Corynebacterium jeikeium

Dosierungen:
• Erwachsene	1 × 400 mg i.m. oder i.v. als Kurzinfusion oder Injektion; bei schweren Infektionen: 1 × 800 mg initial, bei lebensbedrohlichen Infektionen: 3 Dosen von je 800 mg im Abstand von 12 h, dann weiter 400 mg täglich
• Kinder < 12 Jahre	die ersten 3 Dosen im Abstand von 12 h je 10 mg/kg i.v., dann 6–10 mg/kg/die i.v. als Einmaldosis
• Neugeborene bis 2 Monate	1. Dosis 16 mg/kg/die i.v., dann 8 mg/kg/die i.v. als Einmaldosis

Bei Niereninsuffizienz (Erwachsene)	Ab dem 4. Behandlungstag ist wie folgt zu dosieren: bei Krea-Clearance 40–60 ml/min: $1/2$ Tagesdosis; bei Krea-Clearance <40 ml/min: $$\frac{\text{Krea-Clear.}}{\text{norm. Krea-Clear.}} \times \text{norm. Tagesdosis;}$$ bei Hämodialyse 800 mg 1. Woche, dann 400 mg am 8., 15. Tag usw.

Bei Niereninsuffizienz (Kinder)	GFR	Dosis (% der Normaldosis)
	40	40 (1 Einzeldosis)
	20	20 (1 Einzeldosis)
	10	10 (1 Einzeldosis)
	Anurie	LD 15 mg/kg, dann nach Spiegel

Nebenwirkungen:

Weniger Nephrotoxizität und Flush als bei Vancomycin, Anstieg von Transaminasen, alkalischer Phosphatase und Serumkreatinin, gastrointestinale Störungen

Kontraindikationen:

Überempfindlichkeit gegen Glykopeptide

Bemerkungen:

Die Glykopeptidresistenz von Enterokokken ist genetisch vermittelt und erscheint in drei phänotypisch unterschiedlichen Formen:

vanA: Resistenz gegen Vancomycin und Teicoplanin

vanB: Vancomycinresistenz, empfindlich gegenüber Teicoplanin

vanC: Low-level-Vancomycinresistenz (MHK 8–16 µg/ml), empfindlich gegenüber Teicoplanin

Telithromycin   Ketek®

Spektrum:
S. aureus, Streptokokken, S. pneumoniae (inkl. Makrolid- und Penicillin-resistente), Enterokokken, M. catarrhalis, B. pertussis, Mykoplasmen, Chlamydien, Legionellen; schwach wirksam gegen H. influenzae; nicht: Enterobakterien, Pseudomonas, Acinetobacter

Dosierungen:
- Erwachsene und 1×800 mg p.o.
  Kinder >12 Jahre

Bei Niereninsuffizienz: Bei leichter oder mäßig eingeschränkter Nierenfunktion keine Dosisanpassung erforderlich; bei Krea-Clearance <30 ml/min: Dosis halbieren

Nebenwirkungen:
Gastrointestinale Symptome, selten Allergien, Eosinophilie, Vorhofarrhythmie, Hypotonie, Bradykardie

Kontraindikationen:
Überempfindlichkeit gegen Telithromycin, Patienten mit angeborenem QT-Syndrom; Statine sind während der Behandlung mit Telithromycin abzusetzen; Patienten mit Myasthenia gravis sind sorgfältig zu überwachen

Bemerkungen:
Erster Vertreter einer neuen Substanzgruppe (Ketolide) mit einem neuartigen Wirkmechanismus mit möglicherweise geringer Resistenzentwicklung

Tetracyclin   Achromycin®

Spektrum:
Grampositive, gramnegative Erreger, Mykoplasmen, Chlamydien, nicht: Proteus Spezies, Ps. aeruginosa, relativ häufig Re-

sistenzen bei Pneumokokken, Streptokokken, Staphylokokken und gramnegativen Keimen

Dosierungen:

• Erwachsene	2–4 × 0,5 g p.o.
• Kinder >8. Lebensjahr	25–50 mg/kg/die p.o. verteilt auf 2–4 Dosen

Bei Niereninsuffizienz Die klassischen Tetracycline sollten bei Niereninsuffizienz nicht mehr angewandt werden, da sie zur Steigerung des Harnstoffspiegels, Erbrechen und Diarrhoe führen können

Nebenwirkungen:

Gastrointestinale Nebenwirkungen, Photosensibilität, Exantheme, selten Anaphylaxie, Zahnverfärbung, Hepatotoxizität, Pseudotumor cerebri, neg. Stickstoffbilanz (Harnstoff-N-Anstieg)

Kontraindikationen:

Schwangerschaft und Stillzeit, bei Kindern <8 Lebensjahre nur bei vitaler Bedrohung, Niereninsuffizienz, bei schweren Lebererkrankungen sollten andere Antibiotika eingesetzt werden

Tobramycin	**Gernebcin**®

Spektrum:

Grampositive Keime (Staphylokokken, nicht: Pneumokokken, Streptokokken, Enterokokken, Neisserien), gramnegative Keime, besonders wirksam bei Pseudomonas aeruginosa

Dosierungen:

• Erwachsene	3–6 mg/kg/die i.m., i.v. verteilt auf 1–3 Dosen (30–60 min Kurzinfusion)

- Kinder >1. Lebensjahr

  6–7,5 mg/kg/die i.m., i.v. verteilt auf 3(–4) Dosen

- Neugeborene <4. Lebenswoche

  5 mg/kg/die i.m., i.v. verteilt auf 2 Dosen (auch bei Körpergewicht unter 1200 g)

- Neugeborene >4. Lebenswoche

  4,5–7,5 mg/kg/die i.m., i.v. verteilt auf 3 Dosen

Bei Niereninsuffizienz (Erwachsene)

GFR	Krea	Max. Dos. (g)	DI (h)
120	0,8	0,12	8
45	2,0	0,12	12
18	3,5	0,04	12
8	6,0	0,04	24
2	15,5	0,02	24[1]
0,5		0,02	24[1,2]

[1] in lebensbedrohlichen Fällen Initialdosis von 100 mg

[2] 2–3 Hämodialysen/Woche werden in diesen Fällen für erforderlich gehalten. 1 Normaldosis initial

Bei Niereninsuffizienz (Kinder)

GFR	Dosis (% der Normaldosis)
40	60 (1 Einzeldosis); LD 4 mg/kg
20	20 (1 Einzeldosis); LD 4 mg/kg
10	10 (1 Einzeldosis); LD 3 mg/kg
Anurie	5 (1 Einzeldosis) bzw. 15 n. HD; LD 2 mg/kg
	LD=Loading Dose

Nebenwirkungen:

Ototoxizität und Nephrotoxizität, besonders, wenn Spitzenspiegel >10 µg/ml bzw. Talspiegel >2 µg/ml, bei vorangegangener Aminoglykosidtherapie und gleichzeitiger Gabe von Furosemid oder Etacrynsäure. Eosinophilie, Arthralgie, Fieber, Exanthem; Transaminasenerhöhung

Kontraindikationen:
Schwangerschaft und Stillzeit; fortgeschrittene Niereninsuffizienz und vorbestehende Innenohrschwerhörigkeit

Bemerkungen:
Aminoglykosid der Wahl bei Pseudomonas aeruginosa. Aminoglykosidlösungen nicht mit Penicillinen oder Cephalosporinen mischen (Inaktivierung der Aminoglykoside); bei Patienten mit Mukoviszidose können 8–10 mg/kg/die notwendig sein

Vancomycin	Vancomycin® CP Lilly

Spektrum:
Vor allem oxacillinresistente Staphylokokken, Enterokokken, Clostridium difficile, Corynebacterium jeikeium

Dosierungen:
- Erwachsene — 2×1 g i.v. oder $4 \times 0,5$ g (nie mehr als 10 mg/min, mindestens über 60 min)
- Kinder >1. Lebensjahr — 40 mg/kg/die i.v. verteilt auf 2–4 Dosen
- Neugeborene <1 Lebenswoche — 20 mg/kg/die i.v. verteilt auf 2 Dosen (auch bei Körpergewicht unter 1200 g)
- Neugeborene >1 Lebenswoche — 30 mg/kg/die i.v. verteilt auf 3 Dosen

Bei Niereninsuffizienz (Erwachsene)	GFR	Max. Dos. (g)	DI (h)
	45	0,66	24
	18	0,2	24
	8	0,1	24

Bei anurischen Patienten beträgt die Initialdosis 15 mg/kg KG, die Erhaltungsdosis 1,9 mg/kg KG täglich. Bei regelmäßiger Hämodialyse beträgt im Normalfall die Initialdosis 1 g, die Erhaltungsdosis 1 g wöchentlich. Regelmäßige Serumspiegelbestimmungen werden dringend empfohlen

Bei Niereninsuffizienz (Kinder)	GFR	Dosis (% der Normaldosis)
	40	30
	20	10 (1 Einzeldosis)
	10	5 (1 Einzeldosis)
	Anurie	LD 15 mg/kg (weiter nach Spiegel)

Nebenwirkungen:

Exanthem, anaphylaktoide Reaktionen, Phlebitis, Nephro- und Ototoxizität, Leukopenie, Eosinophilie, Thrombozytopenie, gastrointestinale Störungen

Kontraindikationen:

Überempfindlichkeit gegen Glykopeptide; bei akuter Anurie oder Vorschädigung des Cochlearapparates nur bei vitaler Indikation

Bemerkungen:

Spitzenspiegel sollte 40 mg/l nicht überschreiten, Talspiegel sollte zwischen 5–10 mg/l liegen. Erhöhte Vorsicht bei gleichzeitiger Gabe von Aminoglykosiden und anderen potentiell oto- und nephrotoxischen Substanzen. Die Glykopeptidresistenz von Enterokokken ist genetisch vermittelt und erscheint in drei phänotypisch unterschiedlichen Formen:

vanA: Resistenz gegen Vancomycin und Teicoplanin.
vanB: Vancomycinresistenz, empfindlich gegenüber Teicoplanin.
vanC: Low-level-Vancomycinresistenz (MHK 8–16 µg/ml), empfindlich gegenüber Teicoplanin

Voriconazol   VFEND®

Spektrum:
Aspergillus Spezies, zahlreiche weitere Fadenpilze; Candida Spezies, teilweise auch bei itraconazol- und fluconazolresistenten Stämmen; Fusarium, Scedosporium; keine Wirkung bei Mucormykosen

i.v.-Dosierungen:
- Erwachsene und Kinder >2 Jahre — 1. Tag 2×6 mg/kg i.v.; ab 2. Tag 2×4 mg/kg i.v.

p.o.-Dosierungen:
- Erwachsene >40 kg — 1. Tag 2×400 mg p.o.; ab 2. Tag 2×200 mg p.o.

- Erwachsene <40 kg — 1. Tag 2×200 mg p.o.; ab 2. Tag 2×100 mg p.o.

- Kinder >2 Jahre — wie i.v.-Dosierung

Bei Niereninsuffizienz — Bei einer GFR <50 ml/min kommt es zu einer Kumulation des Lösungsvermittlers β-Cyclodextrin; deshalb sollte oral therapiert werden; bei weiterer i.v.-Therapie engmaschige Kontrolle des Serumkreatinins

Nebenwirkungen:
Gastrointestinale Störungen, reversible Anstiege der Leberenzyme, Hautausschlag; häufiger kurzfristige und reversible

funktionelle Sehstörungen (Verschwommensehen, vermehrte Lichtempfindlichkeit), selten Anaphylaxie

Kontraindikationen:

Gabe von Rifampicin, Carbamazepin, Phenobarbital, Ergotalkaloide, Sirolismus; Schwangerschaft und Stillperiode, Unverträglichkeit von Voriconazol und sonstigen Bestandteilen; die gleichzeitige Anwendung von Cytochrom P450-Substraten kann in Einzelfällen Dosisanpassungen dieser Substrate bzw. von Voriconazol erforderlich machen

Bemerkungen:

Bioverfügbarkeit > 90%; gute Liquorgängigkeit, Anwendung bei zerebralen Aspergillosen möglich; gute Liquorgängigkeit und zerebrale Anreicherung; max. Infusionsgeschwindigkeit von 3 mg/kg/h beachten

10 Antibiotikatherapie der wichtigsten Infektionen bei Kindern und Erwachsenen

Im Folgenden werden Antibiotikadosierungen nur angegeben, wenn sie von den Dosierungsempfehlungen in Kapitel 9 abweichen.

Adnexitis

s. Salpingitis (S. 169)

Aktinomykose

Erreger:
Actinomyces Spezies

Primäre Therapie:
Penicillin G 10–20 Mio I.E./die oder Ampicillin 50–100 mg/kg/die i. v. 4–6 Wochen, anschließend Penicillin V 3–6 Mio E./die oder Amoxicillin 3 × 500 mg p.o. 6(–12) Mo.

Alternativen:
Doxycyclin, Clindamycin, Ceftriaxon; bei Penicillinallergie Roxithromycin

Bemerkungen:
Häufig chirurgische Intervention notwendig. Wegen häufiger Mischinfektionen Ampicillin i.v., dann Amoxicillin p.o. bevorzugen

Amöbiasis

Erreger:
Entamoeba histolytica

Primäre Therapie (intestinale Form):
Metronidazol 3 × 500–750 mg p.o. 10 Tage, dann Paromomycin 3 × 500 mg p.o. 7 Tage

Alternativen:
Tinidazol 2 × 1 g p.o. 3 Tage, dann Paromomycin 3 × 500 mg p.o. 7 Tage oder Tinidazol, dann Jodoquinol 3 × 650 mg p.o. 20 Tage

Bemerkungen:
Asymptomatische Ausscheider sollten wegen der Gefahr der Gewebsinvasion ebenfalls behandelt werden (Paromomycin 3 × 500 mg 7 Tage); bei schweren oder extraintestinalen Infektionen (z. B. Leberabszess) Beginn mit Metronidazol i.v.

Amnionitis, septischer Abort

Häufigste Erreger:
Bacteroides, Streptokokken der Gruppen A und B, Enterobakterien, C. trachomatis

Primäre Therapie:
Ampicillin/Sulbactam + Doxycyclin

Alternativen:
Cephalosporine (3. Gen.) + Clindamycin + Aminoglykosid, Carbapeneme + Doxycyclin

Bemerkungen:
Doxycyclin in Schwangerschaft kontraindiziert

Arthritis

Häufigste Erreger:
- Erwachsene: S. aureus, Gonokokken, Kingella kingae; postop. oder nach Gelenkpunktion: S. aureus, Pseudomonas, Proteus
  chronische Monarthritis: Brucellen, Mykobakterien, Nokardien, Pilze
  nach Fremdkörperimplantation: S. aureus, S. epidermidis
- bei Kindern (ohne Osteomyelitis): S. aureus, A-Streptokokken, Pneumokokken, Kingella kingae, H. influenzae, andere gramnegative Keime
- bei Säuglingen: S. aureus, Enterobakterien, B-Streptokokken, Gonokokken

Primäre Therapie:
- Erwachsene: Flucloxacillin + Cephalosporin (3. Gen.)
  chron. Monarthritis: nach Erreger
- Kinder und Säuglinge: Flucloxacillin + Cephalosporin (3. Gen.)

Alternativen:
- Erwachsene: Flucloxacillin + Ciprofloxacin
- Kinder und Säuglinge: Flucloxacillin + Aminoglykosid

Bemerkungen:
Grampräparat bzw. Methylenblau-Präparat des Eiters und Blutkulturen geben in den meisten Fällen wichtige Hinweise auf den Erreger. Chirurgische Konsultation und evtl. Intervention nötig. Bei hoher MRSA-Rate: Vancomycin statt Flucloxacillin. Intraartikuläre Instillation von Antibiotika nicht empfohlen. Therapiedauer (2–)3 Wochen bei Erwachsenen bzw. (3–)4 Wochen bei Kindern und Säuglingen

Aspergillose

Erreger:
Aspergillus Spezies

Primäre Therapie:
Amphotericin B 1,0–1,25 mg/kg/die i.v. (± Flucytosin), mindestens 14 Tage; dann Itraconazol

Alternativen:
Caspofungin (70 mg i.v. an Tag 1, dann 50 mg/die i.v.) oder Voriconazol (2×6 mg/kg i.v. an Tag 1, dann 2×4 mg/kg i.v. oder 2×200 mg p.o.)

Bemerkungen:
Keine Kombination von Amphotericin B und Azolderivaten (Antagonismus!). Bei vorangegangener Therapie mit Azolderivaten schlechte Wirksamkeit von Amphotericin B. AmBisome® (sehr teuer!) bei Unverträglichkeit von Amphotericin B, höhere Dosierung als bei Amphotericin B möglich (3–5 mg/kg/die). Eine orale Therapie mit Itraconazol (3×200 mg Tag 1–4, dann 2×200 mg) ist möglich bei Patienten mit ausreichender Resorption (Spiegelbestimmung!)

Bakteriurie (asymptomatisch)

Häufigste Erreger:
Verschiedene Erreger, meist gramnegativ

Primäre Therapie:
Antibiotika nicht indiziert (Ausnahme: Schwangerschaft, Immunsuppression, höheres Lebensalter, nach urologischen Eingriffen [aufgrund von Obstruktionen]. Therapie mit Amoxicillin oder Oralcephalosporinen 3 Tage)

Borreliose (Lyme-Krankheit)

Erreger:
Borrelia burgdorferi

Therapie:
Frühphase (Erythema chronicum migrans), Fazialisparese
- Erwachsene: Doxycyclin 2 × 100 mg p.o. oder Amoxicillin 3 × 500 mg p.o. oder Cefuroximaxetil 2 × 500 mg p.o. oder Erythromycin 4 × 250 mg p.o., jeweils 14-21 Tage
- Kinder: Amoxicillin 25–50 mg/kg/die p.o. in 3 Dosen oder Cefuroximaxetil 30 mg/kg/die p.o. in 2 Dosen oder Erythromycin 30 mg/kg/die p.o. in 3 Dosen, jeweils 14-21 Tage

Karditis (p.o. bei AV-Block I, sonst i.v.)
- Erwachsene: Ceftriaxon 1 × 2 g i.v. oder Penicillin G 24 Mio. I.E./die i.v. oder Doxycyclin 2 × 100 mg p.o. oder Amoxicillin 3 × 250–500 mg p.o., jeweils 14–21 Tage
- Kinder: Ceftriaxon 75–100 mg/kg/die i.v. in 1 Dosis oder Penicillin G 300.000 I.E./kg/die i.v. in 4–6 Dosen oder Amoxicillin 50 mg/kg/die p.o. in 3 Dosen, jeweils 14–21 Tage

Meningitis, Enzephalitis
- Erwachsene: Ceftriaxon 1 × 2 g i.v. oder Penicillin G 20 Mio. I.E./die i.v., jeweils 14-28 Tage
- Kinder: Ceftriaxon 100 mg/kg/die i.v. in 1 Dosis oder Penicillin G 300.000 I.E./die in 4-6 Dosen, jeweils 14-28 Tage

Arthritis
- i.v.-Therapie wie Meningitis oder p.o.-Therapie mit Doxycyclin oder Amoxicillin (p.o. aber 30-60 Tage)

10

Bemerkungen:

Antibiotikatherapie in der Frühphase (entzündeter Zecken-biss, Erythema chronicum migrans) kann Spätkomplikatio-nen verhindern. Möglicherweise verhindert die Einmalgabe von 200 mg Doxycyclin p.o. nach Zeckenbiss die Borre-liose, allerdings erscheint die Prophylaxe nur in besonderen Situationen gerechtfertigt (lange Verweildauer vollgesoge-ner Zecken, Biss innerhalb von Hochendemiegebieten). Serologie in der Frühphase häufig negativ, daher bei klini-schem Verdacht erneute Serologie 2 Wochen später; The-rapie bei klinischem Verdacht in Kombination mit pos. Se-rologie (erhöhte IgM-Titer)

Bronchitis

Häufigste Erreger:

Akute Bronchitis: meist Viren
Chronische Bronchitis: Pneumokokken, Streptokokken, H. influenzae, Moraxella catarrhalis

Primäre Therapie:

- Erwachsene: akute Bronchitis (Viren): keine Antibiotikathe-rapie notwendig
  chronische Bronchitis (akute Exazerbation): Amoxicillin ± Clavulansäure, Ampicillin ± Sulbactam, Telithromycin 5(–10) Tage
- Kinder: Oralpenicilline, Oralcephalosporine, Erythromycin 7 Tage (Chemotherapie wegen meist viraler Genese häufig überflüssig)
- Säuglinge: Chemotherapie (Penicilline) nur bei Otitis media und Bronchopneumonie nötig für 7 Tage, meist virale Ge-nese

Alternativen:

Erwachsene: Oralcephalosporine, Makrolide, Chinolone (Gr. II–IV)

Bemerkungen:

Bei andauerndem Husten > 14 Tage an Bordetella pertussis denken (auch bei Erwachsenen). Penicillinresistenz von Pneumokokken bei MHK > 1 mg/l; partiell resistent bei MHK 0,1–1 mg/l. In beiden Fällen Cefotaxim, Ceftazidim, Ceftriaxon, Chinolone (Gr. III, IV), Telithromycin.

Aktuelle Pneumokokkenresistenz in Deutschland:
Penicillin 5,8%, Cefotaxim 1,6%, Erythromycin 26,9%, Clindamycin 5,8%, Tetracyclin 8,6% (Daten von 2002)

Brucellose

Häufigste Erreger:

Brucella abortus (M. Bang), Brucella melitensis (Malta-Fieber)

Primäre Therapie:

- Erwachsene und Kinder > 8 Jahre: 600–900 mg/die Rifampicin p.o. + 2 × 100 mg Doxycyclin p.o. 6 Wochen
- Kinder < 8 Jahre: 10 mg/kg/die Cotrimoxazol 6 Wochen + 6 mg/kg/die Gentamicin die ersten 2 Wochen

Alternativen:

- Erwachsene und Kinder > 8 Jahre: 2 × 100 mg Doxycyclin 6 Wochen + 1 g Streptomycin i.m. 2 Wochen

Candidiasis

Erreger:

Candida Spezies

Therapie:

- Haut: Amphotericin B, Clotrimazol, Miconazol, Nystatin lokal 3–4 × tgl. 7–14 Tage; Ketoconazol 1 × 400 mg p.o. 14 Tage

- Schleimhaut: Nystatin lokal; bei schweren Fällen: Ketoconazol 200–400 mg/die p.o., Fluconazol 100–200 mg/die p.o.
- Bronchopulmonal (nur bei Risikofaktoren: Immunsuppression, Diabetes mellitus, Schwangerschaft 3. Trimenon): Amphotericin B (schwerer Verlauf), Fluconazol, Itraconazol (leichter Verlauf), evtl. zusätzlich Amphotericin-B-Aerosol
- Harntrakt: Einzeldosis Amphotericin B 0,3 mg/kg i.v.; Fluconazol (erster Tag: 1 × 200 mg p.o.; dann 1 × 100 mg für 4 Tage); Katheterwechsel (40% Spontanheilung)
- Sepsis: mit oder ohne ZVK: Amphotericin B 0,5–0,6 mg/kg/die i.v. bis zu einer Gesamtdosis von 5-7 mg/kg; Fluconazol 400 mg/die i.v. 7 Tage, dann 14 Tage p.o.; Caspofungin 70 mg/die i.v. am 1. Tag, ab 2. Tag 50 mg/die
  in Neutropenie (stabil): Fluconazol 400 mg/die i.v. 7 Tage, dann p.o. bis Neutropenieende; Amphotericin B 0,5–0,6 mg/kg/die i.v. bis zu einer Gesamtdosis von 5–7 mg/kg, dann Fluconazol 400 mg/die p.o. bis Neutropenieende
  schwere Fälle, metastatische Absiedelungen: Amphotericin B 0,8–1 mg/kg/die i.v. ± Flucytosin 4 × 25 mg/kg p.o.; Amphotericin B ± Fluconazol 400–800 mg/die i.v.
- Endokarditis: wie Sepsis (Amphotericin B + Flucytosin)
- Meningitis: wie Sepsis (Amphotericin B + Flucytosin)

Bemerkungen:
- Cave! Antazida. Bei Azolderivaten (Ausnahme: Fluconazol) ist ein saurer Magen-pH zur Resorption notwendig.
- Fluconazol ist unwirksam bei C. krusei und nur schwach wirksam bei C. glabrata.
- Eine vorausgegangene Fluconazoltherapie beeinträchtigt die Wirksamkeit von Amphotericin B auf C. albicans
- Bei Amphotericinunverträglichkeit: AmBisome® (sehr teuer!) oder Amphotericin B in Glucose 5% lösen, dann in 250 ml 20% Intralipid® applizieren.

- Prädisponierende Faktoren für eine Candidiasis: Diabetes mellitus, immunsuppressive Therapie, abgeschwächte körpereigene Abwehr (z. B. HIV/AIDS), Breitspektrumantibiotikatherapie, Dauerkatheter; bei einer Harntrakt-Candidiasis immer Blasendauerkatheter entfernen (Sprosspilze befinden sich im Kathetermaterial und sind für antimykotische Substanzen nicht zugänglich).
- Die Candida-Endokarditis entsteht meist bei künstlichen Herzklappen, die Entfernung des infizierten Klappenersatzes ist fast immer notwendig.

Cholangitis/Cholezystitis

Häufigste Erreger:
Enterobakterien, Enterokokken, Clostridium Spezies, Bacteroides, Pseudomonas aeruginosa

Primäre Therapie:
Ampicillin/Sulbactam, Amoxicillin/Clavulansäure 3–7 Tage

Alternativen:
Cephalosporine (3. Gen.) + Metronidazol oder Clindamycin, Ampicillin + Gentamicin ± Metronidazol

Bemerkungen:
Cave! biliäres Sludge-Phänomen bei Ceftriaxon. Bei lebensbedrohlichen Verläufen: Carbapeneme

Diabetischer Fuß

Häufigste Erreger:
Aerob-anaerobe Mischinfektionen, am häufigsten S. aureus, P. aeruginosa, E. coli, B. fragilis

Primäre Therapie:
Extremität nicht gefährdet: Ampicillin/Sulbactam
Extremität gefährdet: Carbapenem + Vancomycin

Alternativen:
Extremität nicht gefährdet: Piperacillin/Tazobactam (Sulbactam), Clindamycin + Chinolon (Gr. II, III)
Extremität gefährdet: Chinolon (Gr. III) + Vancomycin

Bemerkungen:
- Osteomyelitis ausschließen
- Gefäßchirurgische Maßnahmen meistens erforderlich
- Sequenztherapie möglich: 1–2 Wochen i.v., dann 3 Wochen p.o.

Diphtherie

Erreger:
Corynebacterium diphtheriae

Primäre Therapie:
Penicillin G 7–14 Tage + Antitoxin

Alternativen:
Erythromycin + Antitoxin

Divertikulitis

Häufigste Erreger:
Enterobakterien, P. aeruginosa, Bacteroides Spez., Enterokokken

Primäre Therapie:
a) Leichter Verlauf, ambulant: Amoxicillin/Clavulansäure p.o.
b) Leichter Verlauf, stationär: Ampicillin/Sulbactam i.v.
c) Schwerer Verlauf: Carbapenem

Alternativen:

a) Ciprofloxacin + Metronidazol p.o.
b) Cephalosporin (2. oder 3. Gen.) + Metronidazol i.v.
c) Ampicillin + Metronidazol + Ciprofloxacin i.v.

Bemerkungen:

- Pathogenetische Bedeutung von Enterokokken umstritten; u.U. ist eine Enterokokken-wirksame Therapie nur bei Patienten mit Endokarditisrisiko notwendig
- Peritonitis ausschließen
- Therapiedauer in der Regel 7–10 Tage

Endokarditis (akute, bakterielle)

Häufigste Erreger:

- Erwachsene:
- mit Pneumonie oder Meningitis: S. aureus, Pneumokokken, A-Streptokokken
- bei i.v.-Drogenabusus: S. aureus, Ps. aeruginosa, Enterokokken, Candida albicans
- Endokarditis bei künstl. Herzklappen:
  <6 Monate postop.: S. epidermidis, S. aureus, diphtheroide Keime, Candida albicans
  >6 Monate postop.: Strept. viridans, Enterokokken, S. aureus, gramneg. Keime
- Kinder: Viridansstreptokokken, Enterokokken, Staphylokokken, Pneumokokken, Gruppe-A-Streptokokken

Primäre Therapie:

- Erwachsene siehe Kapitel 11
- Kinder: Viridansstreptokokken: Penicillin G 200.000 I.E. kg/die 4 Wochen + Gentamicin 5 mg/kg/die (in 3 Dosen; nur 2 Wochen lang)
  Enterokokken: Penicillin G 250.000 I.E./kg/die oder Ampicillin 300 mg/kg/die 4–6 Wochen + Gentamicin 5 mg/kg/die 2–4 Wochen

Staphylokokken: Flucloxacillin 50–100 mg/kg/die oder Vancomycin 40 mg/kg/die 4–6 Wochen

Endometritis

Häufigste Erreger:
   a) 1–48 h postpartum: s. Amnionitis
   b) 48 h bis 6 Wo. postpartum: C. trachomatis; M. hominis

Primäre Therapie:
   a) s. Amnionitis
   b) Doxycyclin 2 × 100 mg i.v. oder p.o. 14 Tage

Bemerkungen:
   Bei Gabe von Tetracyclinen: Abstillen!

Endophthalmitis

Häufigste Erreger:
   a) nach OP: Staphylokokken, Streptokokken, P. aeruginosa; Propionibakterien und koagulasenegative Staphylokokken bei chronischem Verlauf
   b) endogen (hämatogen): Pneumokokken, Meningokokken, S. aureus
   c) Antibiose, liegende Katheter: Candida Spezies, Aspergillus Spezies

Primäre Therapie:
   a) Vancomycin + Amikacin oder Vancomycin + Ceftazidim, jeweils intravitreal und systemisch
   b) Cephalosporin (3. Gen.) (systemisch) + Vancomycin (systemisch und intravitreal) + Amikacin (intravitreal)
   c) Amphotericin B intravitreal, ggf. systemische Therapie

Bemerkungen:
- Notfall: bei schweren Verläufen innerhalb von 24 h Verlust des Augenlichts möglich

- Diabetes mellitus, chronische Niereninsuffizienz, Immunsuppression, Drogenabusus: Pilz-Endophthalmitis ausschließen
- Intravitreale Instillation nach Vitrektomie nach einigen Tagen wiederholen

Enterokolitis (pseudomembranöse)

Erreger:
Clostridium difficile (v. a. nach Therapie mit Clindamycin, Cephalosporinen, Ampicillin)

Therapie:
Wenn möglich: Absetzen der verursachenden Antibiotikatherapie.
Metronidazol 3×400 mg p.o. oder 3×500 mg i.v. 7–14 Tage $\pm\ 2 \times 2$ Kapseln Perenterol forte®
Bei schweren Verläufen: Metronidazol i.v. + Vancomycin p.o. oder i.v.

Alternativen:
Vancomycin $3–4 \times 125$ mg p.o. 7–14 Tage, aber nur, wenn Metronidazol unwirksam ist.

Epididymitis

Häufigste Erreger:
<35 Jahre: Gonokokken, Chlamydien
>35 Jahre: Enterobakterien

Primäre Therapie:
<35 Jahre: 250 mg Ceftriaxon i.m. als Einmalgabe + 2×100 mg Doxycyclin p.o. 10 Tage
>35 Jahre: Ciprofloxacin, Ofloxacin, jeweils 10–14 Tage p.o. oder i.v.

Alternativen:

<35 Jahre: Ofloxacin p.o. 10 Tage

>35 Jahre: Ampicillin/Sulbactam, Cephalosporine (3. Gen.)

Epiglottitis

Häufigste Erreger:

H. influenzae, S. pyogenes, Pneumokokken, S. aureus

Primäre Therapie:

Cefuroxim, Cefotaxim, Ceftriaxon

Alternativen:

Ampicillin/Sulbactam, Cotrimoxazol

Bemerkungen:

Häufigste Erreger bei Erwachsenen: A-Streptokokken; Therapie wie bei Kindern

Erysipel

Häufigste Erreger:

A-Streptokokken; selten: Staphylokokken

Primäre Therapie:

Penicillin G i.v., Oralpenicilline 10 Tage, Benzathin-Penicillin 1 × i.m., Cephalosporine

Alternativen:

Bei Penicillinallergie: Makrolide; bei Staphylokokkennachweis: Flucloxacillin

Gasbrand

Erreger:

Toxinbildende Clostridien, v.a. C. perfringens

Primäre Therapie:
Penicillin G 24 Mio I.E./die i.v. (in 4–6 Dosen) + Clindamycin 3 × 900 mg i.v.

Alternativen:
Ceftriaxon 2 × 2 g i.v., Erythromycin 4 × 1 g i.v.

Bemerkungen:
Chirurgische Konsultation und Intervention nötig. Hyperbare Sauerstofftherapie umstritten

Gastroenteritis

Häufigste Erreger:
a) Blut, Schleim und Leukozyten im Stuhl: Salmonellen, Shigellen, Campylobacter jejuni, Yers. enterocolitica, Amöben, Clostridium difficile, EHEC = enterohämorrhagische E. coli O 157:H7 (hämolytisch-urämisches Syndrom)
b) keine Leukozyten im Stuhl: Viren, ETEC = enterotoxinbildende E. coli, Vibrionen, Protozoen
c) Reisen in Russland, Amerika, Asien, Afrika: Shigellen, Campylobacter, Salmonellen, V. cholerae, Lamblien, Cyclospora cayetanensis

Primäre Therapie:
• Erwachsene: Enteritissalmonellen: keine Chemotherapie oder Chinolone

Shigellen: Chinolone (nach Antibiogramm)

Campylobacter jejuni: keine Chemotherapie oder Erythromycin

Yers. enterocolitica: keine Chemotherapie oder Tetracycline, Chinolone

Amöben: Metronidazol + lumenwirksames Medikament (s. S. 126)

Lamblien: Metronidazol

Vibrio cholerae: Tetracycline, Cotrimoxazol
Cyclospora cayetanensis: Cotrimoxazol

- Kinder: Enteritissalmonellen: keine Chemotherapie oder Cotrimoxazol oder andere Sulfonamid/TMP-Kombinationen oder Amoxicillin 5–7 Tage (Behandlung nur bei Säuglingen, Kindern mit sept. Krankheitsbildern und Patienten mit eingeschränkter Abwehr)
  Shigellen: nach Antibiogramm
  EPEC: keine Chemotherapie oder Colistin p.o. 5–7 Tage, EHEC: keine Antibiotika
  Campylobacter jejuni: keine Chemotherapie oder Erythromycin 5–7 Tage
  Yersinia enterocolitica: keine Chemotherapie oder Cotrimoxazol 5–7 Tage
- Säuglinge: enteropathogene E. coli: keine Chemotherapie oder Colistin, Polymyxin B oral 5 Tage, bei EHEC Antibiotika kontraindiziert
  Salmonellen: Ampicillin i.v. 5–7 Tage
  Shigellen: Ampicillin i.v. 5–7 Tage (nach Antibiogramm)

Alternativen:

- Erwachsene: Salmonellen: Ampicillin
  Shigellen: Ampicillin, Cotrimoxazol (nach Antibiogramm)
  Campylobacter jejuni: Tetracycline
  Yers. enterocolitica: Cotrimoxazol
- Kinder: Campylobacter jejuni: Clindamycin, Amoxicillin
  C. fetus: Chloramphenicol, Gentamicin, Ceftriaxon, Ampicillin

Bemerkungen:

- Gastroenteritiden, hervorgerufen durch so genannte Enteritissalmonellen (z. B. Salmonella Enteritidis, Salmonella Typhimurium) *nicht antibiotisch behandeln!* Antibiotikatherapie nur bei Säuglingen, Patienten mit massiv eingeschränkter körpereigener Abwehr und bei über 70 Lebensjahren indiziert. Bei Erwachsenen: evtl.: 2×500 mg Ciprofloxacin,

2 × 200 mg Ofloxacin, 1 × 500 mg Levofloxacin oder 2 × 400 mg Norfloxacin p.o. 5 Tage lang (Vorsicht: Resistenzanstieg!). Bei asymptomatischen Enteritissalmonellenausscheidern nur in Ausnahmefällen (z. B. Lebensmittelgewerbe) Therapieversuch mit Ciprofloxacin 2 × 500 mg p.o. 5 Tage oder 2 × 400 mg Norfloxacin p.o. 2-4 Wochen lang gerechtfertigt. Antibiotikatherapie bei Dauerausscheidern von Salmonella Typhi und Paratyphi B: 3 Monate 2 × 2 Tbl. Cotrimoxazol oder 2 Wochen 2 × 750 mg Ciprofloxacin

- Antibiotikatherapie bei Typhus: Ampicillin oder Amoxicillin (8 g/die) oder Chloramphenicol (4 g/die) oder Cotrimoxazol (14 Tage) oder 50(–100)mg/kg Ceftriaxon (3 Tage) oder Ciprofloxacin (2 × 500 mg) oder Ofloxacin (2–3 × 300 mg) 10 Tage oder Ofloxacin (15 mg/kg p.o.) 3 Tage. S. Typhi aus Mexiko häufig chloramphenicolresistent

- Reisediarrhoe: nur bei fieberhafter, blutig-schleimiger Diarrhoe: 5 Tage 2 × 500 mg Ciprofloxacin p.o. oder 3 Tage Cotrimoxazol (1 × 2 forte Tbl., dann 2 × 1 forte Tbl.) oder 2 × 400 mg Norfloxacin oder 2 × 300 mg Ofloxacin p.o. oder 1 × 250 mg Levofloxacin; Loperamid bei blutig-schleimiger Diarrhoe kontraindiziert

- Prophylaxe einer Reisediarrhoe: Tägl. 100 mg Doxycyclin (Vorsicht Photosensibilität) oder 1 Tbl. Cotrimoxazol forte oder 500 mg Ciprofloxacin p.o. oder 400 mg Norfloxacin p.o. oder 4 × 300 mg Wismutsubsalizylat

- Shigellen: 5 Tage Cotrimoxazol oder Ampicillin (auch 1 × 2 g Ampicillin als Einmaldosis) oder 1 × 800 mg Norfloxacin oder 1 × 500 mg Ciprofloxacin innerhalb 24 h nach Beginn der Reisediarrhoe.
  Cave! Zunehmende Resistenz gegen Ampicillin, Tetracycline, Cotrimoxazol; seltener gegen Chinolone; deshalb möglichst Therapie nach Antibiogramm

- Unkomplizierte Campylobacter-jejuni-Infektionen nicht behandeln (Zunahme von Chinolon- und Erythromycinresistenz)

- Infektionen mit E. coli O 157:H7 (EHEC, hämolyt.-urämisches Syndrom) nie antibiotisch behandeln
- Amöben: s. Amöbiasis (Seite 126)
- Cyclosporidia cayetanensis: 7 Tage Cotrimoxazol forte 2 × täglich, bei HIV 4 × täglich 10 Tage

Gonorrhoe

Erreger:
Neisseria gonorrhoeae

Therapie (unkomplizierte Zervizitis, Urethritis, Proktitis):
Ceftriaxon 1 × 125 mg i.m., Cefotaxim 1 × 500 mg i.m., Cefixim 1 × 400 mg p.o., Ofloxacin 1 × 400 mg p.o., Ciprofloxacin 1 × 500 mg p.o., Levofloxacin 1 × 250 mg p.o., Spectinomycin 1 × 2 g i.m. (wegen der häufigen Mischinfektion mit Chlamydia trachomatis wird empfohlen, zusätzlich Doxycyclin 2 × 100 mg p.o. für 7 Tage oder Azithromycin 1 g p.o. als Einzeldosis zu geben)

Therapie (disseminierte Infektion):
Ceftriaxon 1 × 2 g i.v. oder Cefotaxim 3 × 1 g i.v. oder Spectinomycin 2 × 2 g i.m. oder Ciprofloxacin 2 × 500 mg i.v., bis 24 h nach klinischer Besserung, dann 7 Tage weiter mit Cefixim 2 × 400 mg p.o. oder Ciprofloxacin 2 × 500 mg p.o. Zusätzlich Doxycyclin oder Azithromycin wegen Chlamydien (s.o.)

Bemerkungen:
Grampräparat bzw. Methylenblau-Präparat geben in vielen Fällen wichtige Hinweise auf Erreger. Sexualpartner mitbehandeln!

Harnwegsinfektion

Häufigste Erreger:

E. coli, andere Enterobakterien, Enterokokken, S. saprophyticus (junge Frauen und Kinder)

Primäre Therapie:

- Erwachsene und Kinder: Cotrimoxazol oder andere Sulfonamid/TMP-Kombinationen, Amoxicillin/Clavulansäure, Ampicillin/Sulbactam, Oralcephalosporine, in den meisten Fällen einer unkomplizierten HWI genügen 3 Tage, in der Schwangerschaft 7 Tage, bei Pyelonephritis 14 Tage

Alternativen:

- Erwachsene: Chinolone (Gr. I und II)

Bemerkungen:

- Tagestherapiedosis: in 2 Dosen täglich applizieren, gleiche Wirksamkeit wie 3–4 × täglich
- Mikroskopische und bakteriologische Urinkontrolle 3–5 Tage nach Beginn der Chemotherapie (Urin muss dann steril sein)
- Bei chronisch rezidivierender Harnwegsinfektion: mikroskopische, bakteriologische Urinkontrolle bis 3 Wochen nach Beendigung der Therapie wöchentlich, dann 3 Monate lang monatlich, dann 3 × in halbjährlichem Abstand
- Bei chronisch rezidivierender Harnwegsinfektion (Rezidiv bereits 1–3 Wochen nach Absetzen der Chemotherapie, bei gehäuften Reinfektionen, vesikoureteralem Reflux ohne Ostiumfehlanlage, obstruktiven Veränderungen der Harnwege bis OP möglich) Reinfektionsprophylaxe: nach Erregerelimination fortlaufend (mind. 1/2 Jahr) 1 × täglich nach dem Abendessen Chemotherapeutikum in 1/3 der üblichen Tagesdosis (z. B. 50–100 mg Nitrofurantoin, 1 Tbl. Cotrimoxazol usw.)

- Bei Säuglingen obstruktive HWI ausschließen, bei HWI ohne Sepsis nur 1/2 der üblichen parenteralen Dosis von Antibiotika nötig. Stets Urosepsis ausschließen! Blutkulturen!

Hirnabszess

Häufigste Erreger:
Akut: S. aureus, Streptokokken, Pneumokokken, anaerobe Kokken
Chronisch: Bacteroides, anaerobe Streptokokken, Nokardien

Primäre Therapie:

Frontallappen dentogen, Sinusitis	Penicillin G + Metronidazol oder Cefotaxim + Metronidazol
Temporallappen, Kleinhirn otogen	Penicillin G + Metronidazol + Ceftazidim
Multiple Hirnabszesse metastatisch	Flucloxacillin + Metronidazol + Cefotaxim
Postoperativ	Ceftazidim + Vancomycin bzw. Teicoplanin
Hirnabszesse nach penetrierendem Trauma	Cefotaxim + Flucloxacillin

Bemerkungen:
Chirurgische Konsultation und eventuell Intervention notwendig. Antibiotikadosierungen (Tagesdosen): Penicillin G bis 24 Mio. I.E., Metronidazol 4×500 mg, Cefotaxim 1–2 g alle 4–8 h, maximale Dosis 12 g, Ceftazidim 1–2 g alle 4–8 h, maximale Dosis 12 g, Flucloxacillin 3×4 g, Vancomycin 2×1 g; Teicoplanin initial 800 mg, ab 2. Tag 400 mg. Bei Staphylokokkenventrikulitis und externer Liquordrainage eventuell täglich 10 mg Vancomycin intraventrikulär. Bei Nokardiose: Cotrimoxazol, Minocyclin oder Imipenem/Ci-

lastatin (s. Nokardiose); bei Candidiasis: Amphotericin B + Flucytosin (s. Candidiasis)

Impetigo (Kinder, Säuglinge)

Häufigste Erreger:
A-Streptokokken, S. aureus

Primäre Therapie:
Keine systemischen Antibiotika, außer bei ausgedehnten Erkrankungen, dann Penicillin G (Streptokokken) oder Flucloxacillin (S. aureus) 10 Tage, Oralpenicilline, Oralcephalosporine (2. Gen.), Makrolide

Bemerkungen:
Lokalantibiotika: Bacitracin- oder Mupirocinsalbe

Katzenkratzkrankheit

Häufigste Erreger:
Bartonella henselae

Primäre Therapie:
Erwachsene: 1×500 mg Azithromycin, dann 250 mg/die über 4 Tage
Kinder: 1×10 mg/kg Azithromycin, dann 5 mg/kg/die über 4 Tage

Bemerkungen:
- Bei leichtem Verlauf keine Antibiotikatherapie
- Komplikationen: Enzephalitis, periphere Neuropathie, Retinitis, Endokarditis, granulomatöse Hepatitis, Splenitis, interstitielle Pneumonie, Osteitis

Keratitis

Häufigste Erreger:
a) Bakteriell: S. aureus, S. epidermidis, S. pneumoniae, S. pyogenes, Enterobakterien
b) Pilze: Candida, Aspergillen, Fusarien
c) Protozoen: Acanthamoeba
d) Kontaktlinsenträger: P. aeruginosa

Therapie:
a) Erythromycin + Aminoglykosid topisch
b) Amphotericin B oder Natamycin topisch; evtl. Ketoconazol 400 mg/die oder Itraconazol 200 mg/die systemisch
c) Aminoglykosid + Propamidinisoethionat (Brolene®) + Polyhexamethylenbiguanid (PHMB, Lavasept®) topisch
d) Ciprofloxacin oder Ofloxacin topisch

Bemerkungen:
- Adenoviren häufigste virale Ursache; differentialdiagnostisch auch an Herpes-simplex-Infektion denken
- Applikation bei bakterieller Keratitis (inkl. P. aeruginosa) alle 15-60 min über 24–72 Stunden, dann langsame Reduktion
- Applikation bei Pilz-Keratitis alle 60 min mit langsamer Reduktion (sehr lange Therapie; evtl. über Monate)
- Applikation bei Protozoen-Keratitis alle 30 min im Wechsel über 72 Stunden, langsam reduzieren, Dauertherapie über 1 Jahr
- Systemische Antibiose nur bei schweren Verlaufsformen mit Endophthalmitis

Konjunktivitis (eitrige)

Häufigste Erreger:
- Erwachsene und Kinder: S. aureus, Streptokokken, Pneumokokken, H. influenzae, Chlamydia trachomatis, Gonokokken (sehr selten)
- Säuglinge: Staphylokokken, P. aeruginosa, Chlamydia trachomatis, Gonokokken (sehr selten)

Therapie:
- Erwachsene und Kinder:
  bei leichten Infektionen Lokalbehandlung ausreichend (z. B. Kanamycin-Augentropfen); bei schweren Infektionen zusätzlich erregergerechte systemische Therapie
  Chlamydien: Doxycyclin oder Erythromycin lokal und p.o. 1–3 Wochen
  Gonokokken: Ceftriaxon 125 mg i.m. (Einmalgabe)
- Säuglinge:
  Staphylokokken: bei leichten Infektionen Lokalbehandlung (z. B. Bacitracin-Salbe); bei schweren Infektionen: Flucloxacillin i.v. 7–10 Tage
  Pseudomonas aeruginosa: bei leichten Infektionen Lokalbehandlung (z. B. Kanamycin-Augentropfen); bei schweren Infektionen: Piperacillin, Ceftazidim, i.v. 7–10 Tage
  Chlamydien: Erythromycin lokal und p.o. 14 Tage (Cave! Pneumonie)
  Gonokokken: lokal Chloramphenicol-Augentropfen, gleichzeitig Penicillin G oder Ceftriaxon i.v. 7 Tage

Bemerkungen:
- Grampräparate bzw. Methylenblau-Präparate geben in den meisten Fällen wichtige Hinweise auf den Erreger.
- Drei Wochen nach Entbindung sind Gonokokken praktisch ausgeschlossen. Ursache der Konjunktivitis ist dann ein Verschluss des Ductus nasolacrimalis mit einer Staphylokokkensuperinfektion (häufig)

- Konjunktivitis und Keratitis bei Kontaktlinsenträgern (v.a. sog. „Vier-Wochen-Kontaktlinsen") oft durch P. aeruginosa verursacht. Therapie: Ofloxacin als Augentropfen (alle 15–60 min über 24–72 h)

Kryptokokkose

Erreger:
Cryptococcus neoformans

Primäre Therapie:
Amphotericin B i.v. + Flucytosin p.o. 6 Wochen, dann Fluconazol für weitere 8–10 Wochen

Alternativen:
Bei leichteren Krankheitsverläufen Fluconazol 400 mg/ die p.o. mindestens 8 Wochen

Bemerkungen:
Rezidivprophylaxe bei AIDS ggf. lebenslang mit 200 mg/die p.o. Fluconazol; Flucytosin-Spiegel müssen kontrolliert werden

Lambliasis (Giardiasis)

Erreger:
Giardia lamblia

Therapie:
Metronidazol 3×250 mg p.o. 5 Tage oder Tinidazol 1×2 g p.o. als Einmaldosis

Alternativen:
Paromomycin 4×500 mg p.o. 7 Tage

Bemerkungen:
Eine mehrfache Behandlung kann erforderlich sein; auch asymptomatische Ausscheider von Zysten behandeln

Leberabszess

Häufigste Erreger:
E. coli, Proteus, Enterokokken, S. aureus, Bacteroides, Entamoeba histolytica, Strept. milleri, Echinokokken

Primäre Therapie:
Amipicillin + Aminoglykoside + Metronidazol

Alternativen:
Carbapeneme, Ampicillin/Sulbactam, Chinolone, jeweils + Metronidazol

Bemerkungen:
Chirurgische Konsultation und evtl. Intervention notwendig. Bei Leberabszessen auch serologische Suche nach Amöben und Echinococcus. Wenn Amöbenserologie positiv, dann Monotherapie mit Metronidazol (keine chirurg. Intervention)

Legionellose

Siehe Pneumonie

Leptospirose

Erreger:
Leptospira interrogans

Primäre Therapie:
Penicillin G (20–24 Mio I.E./die) 7 Tage

Alternativen:
Doxycyclin, Ampicillin

Listeriose

Erreger:
Listeria monocytogenes

Primäre Therapie:
Ampicillin 3×2–4 g i.v. für 3(–6) Wochen (+ Aminoglykosid bei schweren Infektionen, insbesondere bei Meningitis)

Alternativen:
Cotrimoxazol

Lungenabszess

Siehe Pneumonie

Mastitis

Häufigste Erreger:
S. aureus

Primäre Therapie:
- Erwachsene: Cephalosporine, Flucloxacillin 1 Woche
- Säuglinge: Dicloxacillin, Flucloxacillin, ältere Cephalosporine 1 Woche

Alternativen:
- Erwachsene: Clindamycin

Bemerkungen:
Chirurgische Konsultation und evtl. Intervention notwendig. Grampräparate bzw. Methylenblau-Präparate geben in den meisten Fällen wichtige Hinweise auf den Erreger.
Bei Säuglingen: Gramfärbung von Colostrum, Inzision oft notwendig
Bei Mastitis außerhalb der Laktationszeit ist Clindamycin 1. Wahl, da auch Bacteroides Erreger sein können

Mastoiditis

Häufigste Erreger:
Akut: Pneumokokken, S. aureus, H. influenzae, A-Streptokokken Ps. aeruginosa
Chronisch: Anaerobier, Ps. aeruginosa, Enterobakterien, S. aureus, oft polymikrobiell

Primäre Therapie:
Akut: Operationsindikation; begleitende Antibiotikatherapie wie bei akuter Otitis media; in schweren Fällen Cephalosporine (3. Gen.)
Chronisch: Operationsindikation; begleitende Antibiotikatherapie mit Piperacillin/Tazobactam (Sulbactam)

Bemerkungen:
Immer HNO-Konsultation notwendig

Meningitis

Häufigste Erreger:
a) Erwachsene (< 50 Jahre) und Kinder (> 1 Monat): Pneumokokken, Meningokokken, H. influenzae
b) Neugeborene (< 1 Monat): B-Streptokokken, E. coli, Listerien, gramneg. und grampos. Erreger
c) Erwachsene (> 50 Jahre), Diabetes, Alkoholismus: Pneumokokken, Listerien, gramneg. Erreger; keine Meningokokken
d) Neutropenie, Steroidtherapie, Schwangerschaft: Listerien, gramneg. Erreger
e) nach neurochirurg. Operation, posttraumatisch: Pneumokokken, S. aureus, Ps. aeruginosa, gramneg. Keime
f) Ventrikulitis/Meningitis aufgrund eines infizierten ventrikuloparietalen Shunts: S. epidermidis, S. aureus, gramneg. Keime, Propionibacterium acnes

Primäre Therapie:

a) Ceftriaxon (Erw.: 2×2 g; Kind.: 2×50 mg/kg), Cefotaxim (Erw.: 3×3–4 g; Kind.: 300 mg/kg/die)

b) Ampicillin (3–4×50 mg/kg) + Cefotaxim (2–3×50 mg/kg)

c) Ampicillin (3×5 g) + Ceftriaxon (2×2 g)

d) Ampicillin (3×5 g) + Ceftriaxon (2×2 g)

e) Vancomycin (Erw.: 2×2 g; Kind.: 4×15 mg/kg) + Ceftazidim (Erw.: 3×2 g; Kind.: 3×50 mg/kg)

f) Kinder: Vancomycin (4×15 mg/kg) + Ceftriaxon (2×50 mg/kg);
Erwachsene: Vancomycin (2–4×1 g) + Rifampicin (600 mg/die p.o.); Shuntentfernung!

Alternativen:

a) Meropenem (Erw.: 3×2 g; Kind.: 3×40 mg/kg); Cave! selten Krampfanfälle

b) Ampicillin (3–4×50 mg/kg) + Gentamicin (1–$2 \times 2,5$ mg/kg); Ampicillin (3–4×50 mg/kg) + Ceftriaxon (50–75 mg/kg/die)

c) Meropenem (3×2 g)

d) Ampicillin (3×5 g) + Ceftazidim (3×2 g)

e) Meropenem (3×2 g; Cave! selten Krampfanfälle)

Behandlungsdauer: 7–10 Tage; bei postoperativer Meningitis mindestens 10 Tage; bei Listerienmeningitis 21 Tage

Bemerkungen:

- Immer Blutkulturen abnehmen. Grampräparate bzw. Methylenblau-Präparate geben in den meisten Fällen wichtige Hinweise auf den Erreger. Aktuelle Pneumokokkenresistenz s. Seite 131
- Meningitisprophylaxe
Zur Meningitisprophylaxe s. Seite 238
- Bei Penicillinallergie: Chloramphenicol (bei V.a. Meningokokken) + Cotrimoxazol (bei V.a. Listerien) + Vancomycin

- Dexamethason-Gabe v.a. bei H.-influenzae-Meningitis reduziert im Säuglingsalter neurologische Spätschäden, bes. Schwerhörigkeit. Im Kindes- und Erwachsenenalter v. a. bei Pneumokokkenmeningitis empfohlen. Dosierung für alle Altersgruppen: $4 \times 0{,}15$ mg/kg i.v. 4 Tage lang jeweils 15–20 min vor der Antibiotikagabe.
- Vancomycingabe als kontinuierliche Infusion (50–60 mg/kg/die mit einer Aufsättigungsdosis von 15 mg/kg über die ersten 2 h) ist die günstigste Applikationsform
- Bei Meningitis mit coliformen Keimen oder Ps. aeruginosa: intrathekale Gabe von 10 mg Gentamicin täglich bis Liquor steril
- Therapie bei bekanntem Erreger:

  Pneumokokken: Penicillin (bei Penicillinallergie: Vancomycin plus Rifampicin)

  Penicillinresistente Pneumokokken: Ceftriaxon, Cefotaxim, Ceftazidim, Ceftriaxon + Vancomycin, Meropenem, Chinolone (Gr. III, IV)

  Penicillin- und cephalosporinresistente Pneumokokken: Ceftriaxon + Vancomycin + Meropenem, Ceftriaxon + Rifampicin

  Meningokokken: Penicillin

  H. influenzae: Ampicillin

  Listerien: Ampicillin + Aminoglykoside

  Ps. aeruginosa: Ceftazidim + Aminoglykoside

  B-Streptokokken: Penicillin ± Aminoglykoside

  S. aureus: Flucloxacillin

  S. epidermidis: Vancomycin, Teicoplanin, Flucloxacillin (Antibiogramm!)

  C. albicans: Amphotericin B + Flucytosin

Nekrotisierende Fasziitis, Toxic-shock-Syndrom

Erreger:
a) S. aureus (Staphylokokken-Toxic-shock-Syndrom)
b) Streptokokken der Gruppen A, B, C, G (Streptokokken-Toxic-shock-Syndrom)
c) aerob-anaerobe Mischinfektionen, meist Streptokokken und Clostridien (nekrotisierende Fasziitis)

Therapie:
a) Flucloxacillin 12 g/die i.v.
b) Penicillin G 24 Mio. I.E./die i.v. + Clindamycin 3×900 mg i.v. + Immunglobuline oder Ceftriaxon 2 g/die i.v. + Clindamycin i.v. + Immunglobuline
c) Wie b

Bemerkungen:
Mortalität bei Fasziitis 30–50%, bei Myositis 80%; Clindamycin hemmt die Toxinproduktion von Streptokokken

Nokardiose

Erreger:
Nocardia Spezies

Therapie:
Kutane Nokardiose
- Cotrimoxazol (5-10 mg/kg/die TMP + 25-50 mg/kg/die SMX) i.v. oder p.o in 2–4 Dosen
  oder
  2×100-200 mg Minocyclin p.o.

Pulmonale, systemische, zerebrale Nokardiose
- Cotrimoxazol (initial 15 mg/kg/die TMP + 75 mg/kg/die SMX für 3–4 Wochen, dann 10 mg/kg/die TMP + 50 mg/kg/die SMX) i.v. oder p.o. in 2–4 Dosen
  oder

Imipenem 4 × 500 mg i.v. + Amikacin 2 × 7,5 mg/kg für 3-4 Wochen, dann weiter mit Cotrimoxazol oder Minocyclin p.o.

Bemerkungen:

- Vor allem bei Patienten mit abgeschwächter körpereigener Abwehr (z. B. Zytostatikatherapie) und Lungenbefund an Nokardien denken!
- Therapiedauer bei Immunkompetenten 3 Monate, bei Immunsupprimierten 6 Monate; 2 × 600 mg Linezolid evtl. Alternative

10

Orbitaphlegmone

Häufigste Erreger:

S. aureus, A-Streptokokken, H. influenzae (Kinder < 5 Jahre), Pneumokokken, M. catarrhalis, Anaerobier, gramnegative Keime (posttraumatisch)

Primäre Therapie:

Cephalosporin (2./3. Gen.), Ampicillin/Sulbactam

Osteomyelitis

Häufigste Erreger:

a) Erwachsene: S. aureus, Streptokokken, gramneg. Keime
b) Kinder > 4 Monate: S. aureus, A-Streptokokken, selten coliforme Keime
c) Kinder < 4 Monate: S. aureus, gramneg. Keime, B-Streptokokken
d) Patienten mit Sichelzellanämie: Salmonella Spez.
e) Hämodialysepatienten, Drogenabhängige: S. aureus, P. aeruginosa
f) Nach Trauma, bei Weichteilinfektionen, Diabetes: Polymikrobiell (inkl. Anaerobier)

g) Nach operativer Versorgung einer Fraktur: coliforme Keime, S. aureus, P. aeruginosa

h) Nach Sternotomie: S. aureus, S. epidermidis

Primäre Therapie:

a) Flucloxacillin

b) Flucloxacillin ± Cephalosporin (3. Gen.)

c) Flucloxacillin + Cephalosporin (3. Gen.)

d) Chinolone

e) Flucloxacillin + Ciprofloxacin

f) Ampicillin/Sulbactam, Amoxicillin/Clavulansäure, Piperacillin/Tazobactam bzw. Sulbactam

g) Flucloxacillin + Ciprofloxacin

h) Vancomycin oder Teicoplanin + Rifampicin

Alternativen:

a) Cephalosporin (2. Gen.)

b) Clindamycin ± Cephalosporin (3. Gen.)

c) Clindamycin + Cephalosporin (3. Gen.)

d) Cephalosporine (3. Gen.)

e) Vancomycin + Ciprofloxacin

f) Carbapenem

g) Vancomycin + Cephalosporin (3. Gen.) mit Wirksamkeit gegen Pseudomonaden

h) –

Bemerkungen:

- Bei hoher MRSA-Rate: Vancomycin, Teicoplanin oder Linezolid (Linezolid evtl. in Kombination mit Fosfomycin)
- Praktisch immer operatives Débridement notwendig (Ausnahme: hämatogene Osteomyelitis bei Kindern)
- Therapiedauer: 4–6 Wochen (bei der hämatogenen Osteomyelitis bei Kindern reichen in der Regel 3 Wochen, davon die ersten 2 Wochen i.v.)
- Umstellung von i.v.- auf orale Therapie nach Entfieberung, Schmerzfreiheit und Normalisierung der Leukozytose, der Linksverschiebung und des CRP-Wertes

- Keine Umstellung auf Oraltherapie bei Patienten mit Diabetes oder schweren peripheren, vaskulären Erkrankungen
- Bei kulturnegativer Osteomyelitis v.a. bei Kindern an Kingella kingae denken
- Bei Therapieversagen immer Tuberkulose ausschließen
- Bei Neugeborenen oft afebriler Verlauf (Risikofaktoren: Beatmung, Frühgeburt)
- Sog. "small colony variants" (SCV) von S. aureus haben eine ausgeprägte Wachstumsretardierung auf üblichen Anzuchtmedien. Sie zeichnen sich durch reduzierte Antibiotika-Empfindlichkeit und ein hohes Potential zu rekurrierenden Infektionen aus (u.U. induziert durch Verwendung von Gentamicin-imprägnierten PMMA)

10

Osteomyelitis (chronisch)

Häufigste Erreger:
S. aureus, Enterobakterien, P. aeruginosa

Therapie:
immer gezielte Therapie bei Erregernachweis

Bemerkungen:
- Therapiedauer u.U. bis 6 Monate
- Neue Chinolone (z. B. Levofloxacin) wahrscheinlich genauso effektiv wie Ciprofloxacin bei Chinolon-empfindlichen Enterobakterien

Osteomyelitis (nach Gelenkimplantation)

Häufigste Erreger:
S. epidermidis, S. aureus, Enterobakterien, P. aeruginosa

Empirische Therapie:
Ciprofloxacin + Rifampicin oder Vancomycin + Rifampicin

Gezielte Therapie (immer Erregernachweis anstreben):

a) S. aureus: Flucloxacillin i.v. + Rifampicin p.o. für 2 Wochen, dann Ciprofloxacin p.o. + Rifampicin p.o.

b) MRSA: Vancomycin i.v. + Rifampicin p.o. für 2 Wochen, dann Cotrimoxazol (oder Fusidinsäure) p.o. + Rifampicin p.o.

c) Streptokokken: Penicillin G i.v. für 4 Wochen, dann Amoxicillin p.o.

d) Anaerobier: Clindamycin i.v. für 2–4 Wochen, dann Clindamycin p.o.

e) P. aeruginosa: Ceftazidim i.v. + Tobramycin i.v. für 2–4 Wochen, dann Ciprofloxacin p.o.

f) Andere gramnegative Erreger: Ciprofloxacin p.o.

g) Mischflora: Imipenem für 2–4 Wochen, dann p.o. entsprechend Antibiogrammen

Bemerkungen:

- Bei chronisch-schleichender Implantat-Infektion in der Regel keine Leukozytose und keine Linksverschiebung
- Intraoperative Kulturen von Biopsien nur bei Infektionsverdacht
- Nur bei Vorliegen von mehreren positiven Biopsien und/oder Nachweis einer eitrigen Entzündung in der Histologie ist auf eine Infektion zu schließen
- Operativer Eingriff in jedem Fall notwendig für den Erfolg der antibiotischen Therapie: Bei kurzer Infektionsdauer und stabiler Prothese genügt ein Débridement in Kombination mit antibiotischer Therapie; ansonsten muss das infizierte Implantat ersetzt werden; im Fall von wenig virulenten Erregern und günstigen Knochen- und Gewebeverhältnissen kann ein einzeitiger Wechsel versucht werden
- Therapiedauer: mindestens 3 Monate bei Osteosynthesen und Hüftgelenkprothesen; mindestens 6 Monate bei Kniegelenkprothesen; mindestens jedoch bis einen Monat nach Normalisierung von Leukozyten und CRP und der klinischen Infektzeichen

Otitis externa

Häufigste Erreger:

Pseudomonas aeruginosa, Proteus, Streptokokken, Staphylokokken

Primäre Therapie:

Bei leichten Formen der Otitis externa ("swimmer's ear") lokal z. B. Betaisodona®-Lösung oder Glycerin-Alkohol.
Bei Verschlechterung Amoxicillin/Clavulansäure

Alternativen:

Chinolone

Bemerkungen:

Immer HNO-Konsil. Bei Versagen der primären Therapie: pseudomonaswirksame Penicilline (z. B. Piperacillin) bzw. Cephalosporine (z. B. Ceftazidim).
Cave! Otitis externa maligna (z. B. bei Diabetikern): immer Antibiotika mit Pseudomonaswirksamkeit in Kombination mit Aminoglykosiden

Otitis media

Häufigste Erreger:

- Erwachsene und Kinder:
  Pneumokokken, H. influenzae (häufiger bei Kindern), Streptokokken, Moraxellen, Viren
- Säuglinge: gramneg. Bakterien, Staphylokokken, H. influenzae, Streptokokken, Pneumokokken

Primäre Therapie (bei bakteriellem Infekt):

- Erwachsene und Kinder:
  Ampicillin ± Sulbactam, Amoxicillin ± Clavulansäure
- Säuglinge:
  gramneg. Bakterien: Antibiotika nach Erreger und Resistenz

Staphylokokken: Flucloxacillin i.v. 10 Tage.

H. influenzae: Ampicillin i.v., Amoxicillin p.o. 10 Tage

Streptokokken, Pneumokokken: Penicillin G i.v. 10 Tage (i.v. nur bis zur Entfieberung)

Alternativen:
- Erwachsene und Kinder:
  Oralcephalosporine (2. Gen.); Azithromycin; Ceftriaxon

Bemerkungen:
- Therapiedauer: 10 Tage, wenn Patient <2 Jahre alt; 5 Tage, wenn Patient ≥2 Jahre alt; kürzer mit Azithromycin (3–5 Tage) oder Ceftriaxon i.m. (3 Tage)
- Parazentese bei akuter Otitis media nur nach HNO-fachärztlicher Indikation. Bei chronischer Otitis media immer erst Operationsindikation prüfen. Bei chron. stark sezernierender Otitis media evtl. zusätzlich Prednison (für 7 Tage). Bei penicillinresistenten Pneumokokken Erhöhung der Amoxicillindosis auf 80 mg/kg/die in 3 Dosen. Aktuelle Pneumokokkenresistenz s. Seite 131.
- Bei Kindern primär keine Antibiotika, sondern erst, wenn keine Besserung am nächsten Tag (Kinder von 1/2–2 Jahre) bzw. am 3. Tag (Kinder >2 Jahre). Dies gilt nicht bei Kindern mit schlechtem AZ oder Otorrhoe (Cave! Mastoiditis).
- Kinder <30 Lebensmonate immer 10 Tage Therapie oder alternativ Ceftriaxon 50 mg/kg i.m. als Einzeldosis (nur für Kinder im Alter von 14 ± 7 Monaten gesichert)
- Zur Prophylaxe der rezidivierenden Otitis media s. Seite 238

Pankreatitis (akute, chronische)

Häufigste Erreger:
Meist nicht bakteriell bedingt (Alkohol!); Enterobakterien, Enterokokken, S. aureus, S. epidermidis, Anaerobier, Candida Spezies

Primäre Therapie:

Carbapeneme 2(–4) Wochen (nur bei Abszessen, infizierten Pseudozysten und infizierten Nekrosen); bei chronischer Pankreatitis Antibiotika meist nicht indiziert

Alternativen:

Chinolone (Gr. II, III) + Metronidazol, Cephalosporine + Metronidazol

Bemerkungen:

Chirurgische Konsultation und evtl. Intervention notwendig

Parotitis (bakteriell)

Häufigste Erreger:

S. aureus, Streptokokken, H. influenzae, Mundflora

Therapie:

Cephalosporin (2. Gen.), Amoxicillin/Clavulansäure, Ampicillin/Sulbactam für 14 Tage

Bemerkungen:

- Differentialdiagnose: Granulomatöse Entzündung (atypische Mykobakterien, Pilze, Sarkoidose, Sjögren-Syndrom, Tumor): keine Entzündungszeichen, Therapie nach Histologie

Perikarditis

Häufigste Erreger:

- Erwachsene: Viren, S. aureus, Pneumokokken, A-Streptokokken, gramnegative Keime, Tuberkelbakterien, Rickettsien, Chlamydien
- Kinder: Staphylokokken, H. influenzae, Pneumokokken, Meningokokken, Streptokokken, gramnegative Keime

Primäre Therapie:

Cephalosporine (2./3. Gen.) + Aminoglykoside 4 Wochen, bei Tuberkelbakterien siehe auch Tuberkulose

Alternativen:

Carbapeneme, Ampicillin/Sulbactam, Piperacillin/Tazobactam bzw. Sulbactam

Bemerkungen:

Chirurgische Konsultation und evtl. Intervention notwendig. Grampräparate bzw. Methylenblau-Präparate geben in den meisten Fällen wichtige Hinweise auf den Erreger. Umfangreiche kulturelle (Anaerobier, Pilze, Tbc) sowie serologische Untersuchungen (Rickettsien, Ornithosen, Lues, Viren) durchführen lassen

Peritonitis

Häufigste Erreger:

a) Primär, spontan bakteriell: Enterobakterien, Pneumokokken, Enterokokken, Anaerobier
b) Sekundär: Enterobakterien, Enterokokken, Bacteroides, Ps. aeruginosa
c) Bei CAPD: S. aureus, S. epidermidis, Ps. aeruginosa, gramneg. Erreger

Primäre Therapie:

a) Ampicillin/Sulbactam, Piperacillin/Tazobactam bzw. Sulbactam 5(–14) Tage
b) Cephalosporine (2./3. Gen.) + Metronidazol 5–7 Tage
c) Cephalosporine (3. Gen.) + Vancomycin (intraperitoneal, in schweren Fällen + i.v.)

Alternativen:

a) Cefotaxim, Ceftriaxon
b) Ampicillin/Sulbactam, Piperacillin/Tazobactam, Carbapeneme, Chinolone + Metronidazol, Chinolone (Gr. IV)
c) Vancomycin + Aminoglykosid

Bemerkungen:

Bei ca. 10% der Patienten mit Leberzirrhose und Aszites kommt es zur primären Peritonitis (Antibiotikagabe bei > 250 Zellen/mm³). Gelegentlich können auch Pilze eine primäre Peritonitis hervorrufen. Bei hoher Rate ESBL-pos. Klebsiellen oder E. coli Gabe von Carbapenemen. Chirurgische Konsultation und evtl. Intervention notwendig. Grampräparate bzw. Methylenblau-Präparate geben in den meisten Fällen wichtige Hinweise auf den Erreger. Blutkulturen häufig hinweisend auf Erregerätiologie. Prophylaxe der spontan bakteriellen Peritonitis, s. Seite 240

Pertussis (Kinder, Säuglinge)

Erreger:

Bordetella pertussis

Primäre Therapie:

Erythromycin-Estolat 40 mg/kg/die in 3 Dosen 14Tage

Alternativen:

Cotrimoxazol (bei Erythromycinunverträglichkeit) 14 Tage; Clarithromycin, Azithromycin jeweils 5–7 Tage

Pleuraempyem

Häufigste Erreger:

Pneumokokken, Streptokokken, S. aureus, Enterobakterien, Anaerobier (bei chron. Empyem)

Primäre Therapie:

Cephalosporine (3. Gen.) ± Clindamycin

Alternativen:

Amoxicillin/Clavulansäure, Ampicillin/Sulbactam, Carbapeneme

Bemerkungen:

Chirurgische Konsultation und evtl. Intervention notwendig. Grampräparate bzw. Methylenblau-Präparate geben in den meisten Fällen wichtige Hinweise auf den Erreger. Blutkulturen häufig hinweisend auf Erregerätiologie. Penicillinresistenz von Pneumokokken bei MHK >1 mg/l; partiell resistent bei MHK 0,1-1 mg/l. In beiden Fällen Cefotaxim, Ceftriaxon, Cefepim, Chinolone (Gr. III, IV). Aktuelle Pneumokokkenresistenz s. Seite 131

Pneumonie

Häufigste Erreger:

- Erwachsene:
  a) ambulant erworben: Pneumokokken, H. influenzae, Mykoplasmen, Chlamydien, Moraxellen, Legionellen, Viren
  b) nosokomial: nicht beatmet: Pneumokokken, H. influenzae, K. pneumoniae, S. aureus
     beatmet: Ps. aeruginosa, S. aureus, Enterobacter Spezies, Acinetobacter Spezies, Klebsiellen, Candida albicans (bes. in der Neutropenie und bei Antibiotikatherapie >1 Woche), Legionellen
  c) Aspirationspneumonie mit oder ohne Abszess: Bacteroides Spezies, Peptostreptokokken, Fusobakterien, Streptococcus-milleri-Gruppe
  d) Patienten >60, Diabetes, Alkoholismus: Pneumokokken, H. influenzae, Mykoplasmen, Legionellen, Chlamydien, Moraxellen, polymikrobiell, Aspirationsrisiko!

e) HIV/AIDS: Pneumocystis carinii, M. tuberculosis, Pilze, Pneumokokken, H. influenzae, gramneg. Erreger (bes. Pseudomonas Spezies), Legionellen
- Kinder:
  a) 1–3 Monate: C. trachomatis, Viren
  b) 4 Monate bis 5 Jahre: Pneumokokken, H. influenzae, Mykoplasmen, Chlamydien, Viren
  c) 5–18 Jahre: Mykoplasmen, Pneumokokken, Chlamydien

Primäre Therapie:

- Erwachsene:
  a) Makrolide (+ Cephalosporine 2. Gen. bei schwerer Pneumonie)
  b) nicht beatmet: Cephalosporine (2./3. Gen.)
     beatmet: Ceftazidim + Aminoglykosid
  c) Basiscephalosporin ± Metronidazol
  d) Cephalosporine (2./3. Gen.) ± Makrolid
  e) Wie d); bei Pneumocystis carinii: siehe Bemerkungen; bei M. tuberculosis: siehe Tuberkulose
- Kinder
  a) Makrolide 10–14 Tage
  b) (Oral) Cephalosporin (2. Gen.) ± Makrolid 10–14 Tage
  c) Makrolide (bei V. a. Pneumokokken + [Oral]Cephalosporin)

Alternativen:

- Erwachsene:
  a) Ceftriaxon (1 × 1 g i.v.); Ampicillin/Sulbactam ± Makrolid, Amoxicillin/Clavulansäure ± Makrolid, Chinolone (Gr. III oder IV)
  b) nicht beatmet: Ampicillin/Sulbactam, Amoxicillin/Clavulansäure, Chinolone (Gr. III oder IV)
     beatmet: Cefepim + Aminoglykosid, Piperacillin/Tazobactam + Aminoglykosid, Piperacillin/Sulbactam + Aminoglykosid, Carbapeneme, Chinolone mit guter Pseudomonaswirksamkeit

c) Clindamycin, Ampicillin/Sulbactam, Carbapeneme

d) Piperacillin/Tazobactam ± Makrolid, Piperacillin/Sulbactam ± Makrolid, Carbapeneme, Chinolone (Gr. III oder IV)

e) Wie d)

Mindestbehandlungsdauer 7–10 Tage, mindestens bis 5 Tage nach Entfieberung; bei Staphylokokken Mindestbehandlungsdauer 2–3 Wochen

Bemerkungen:

- Aktuelle Pneumokokkenresistenz s. Seite 131. Bei Penicillin (teil)resistenz: Cefotaxim, Ceftriaxon, Cefepim oder Chinolone (Gr. III oder IV)
- Blutkulturen häufig hinweisend auf Erregerätiologie; Nutzen der Blutkultur bei der unkomplizierten, ambulant erworbenen Pneumonie jedoch umstritten
- Fauliger Auswurf: Verdacht auf Lungenabszess mit Anaerobiern
- Bei jüngeren Erwachsenen und Kindern >5 Jahre sind Mykoplasmen relativ häufig, deshalb empirisch Makrolide einsetzen
- Pneumocystis-carinii-Pneumonie: 15–20 mg/kg/die Trimethoprim + 75–100 mg/kg/die Sulfamethoxazol in 3–4 Dosen 21 Tage (die ersten 48 h i.v.). Alternativen: 4 mg/kg/die i.v. Pentamidin 21 Tage oder 3 × 900 mg p.o. Clindamycin + 30 mg/die p.o. Primaquin 21 Tage
- Legionellen-Pneumonie: 1 × 500 mg p.o. Azithromycin 5 Tage. Bei schwerer Pneumonie: 4 × 0,5–1 g Erythromycin ± 600 mg/die Rifampicin 14 Tage oder 2 × 500 mg Clarithromycin 14 Tage oder 1 × 500 mg Levofloxacin 7–14 Tage oder 2 × 200 mg i.v. Ciprofloxacin 10 Tage
- Psittakose (Chlamydia psittaci): Doxycyclin oder Makrolide für 2 Wochen
- Candidapneumonie: s. Candidiasis
- Säuglinge: bei interstitieller Pneumonie neben Zytomegalieviren nicht selten auch Pneumocystis carinii (20 mg/kg/

die Trimethoprim und 100 mg/kg/die Sulfamethoxazol oder
Pentamidin 4 mg/kg/die)

Prostatitis

Häufigste Erreger:
Akut: Enterobakterien
Chronisch: Enterobakterien, Enterokokken, Ps. aeruginosa

Primäre Therapie:
Akut: Chinolone p.o. 10–14 Tage
Chronisch: Chinolone p.o. 6 Wochen
z. B. 2 × 500 mg p.o. Ciprofloxacin, 2 × 400 mg p.o. Norfloxacin, 1 × 500 mg p.o. Levofloxacin

Alternativen:
Akut: Cotrimoxazol 10–14 Tage
Chronisch: Cotrimoxazol (1–)3 Monate

Bemerkungen:
Bei Männern <35 Jahre häufig Gonokokken und Chlamydien (Therapie s. Gonorrhoe)

Pyelonephritis

Häufigste Erreger:
Akut: E. coli, andere Enterobakterien
Chronisch, rezidivierend: E. coli, Proteus, Klebsiella, Ente-
rokokken

Primäre Therapie:
Akut: milder Verlauf: Chinolone p.o. 7 Tage; schwerer Verlauf: Chinolone i.v. 10–14 Tage
Chronisch, rezidivierend: Cotrimoxazol oder andere Sulfo-
namid/TMP-Kombination oder Oralcephalosporine

Alternativen:

Akut: milder Verlauf: Oralcephalosporine, Cotrimoxazol, jeweils 14 Tage; schwerer Verlauf: Ampicillin/Sulbactam, Piperacillin/Tazobactam bzw. Sulbactam, jeweils 10–14 Tage

Chronisch, rezidivierend: Amoxicillin/Clavulansäure, Ampicillin/Sulbactam, Chinolone.

Bemerkungen:

- Tagestherapiedosis: in 2 Dosen täglich applizieren, gleiche Wirksamkeit wie 3–4 × täglich
- Akut: Mikroskopische und bakteriologische Urinkontrolle 3–5 Tage nach Beginn der Chemotherapie (Urin muss dann steril sein); i.v.-Therapie bis 1–2 Tage nach Entfieberung, dann Umstellung auf orale Gabe
- Chronisch: Mikroskopische, bakteriologische Urinkontrolle bis 3 Wochen nach Beendigung der Therapie wöchentlich, dann 3 Monate lang monatlich, dann 3 × in halbjährlichem Abstand
- Bei chronisch rezidivierender Harnwegsinfektion (z. B. Rezidiv bereits 1–3 Wochen nach Absetzen der Chemotherapie) Obstruktion ausschließen und Reinfektionsprophylaxe: nach Erregerelimination fortlaufend (mind. $1/2$ Jahr) 1 × täglich nach dem Abendessen Chemotherapeutikum in $1/3$ der üblichen Tagesdosis (z. B. 50–100 mg Nitrofurantoin, 1 Tbl. Cotrimoxazol usw.)

Q-Fieber

Erreger:

Coxiella burnetii

Therapie:

Akut: Doxycyclin 2 × 100 mg p.o. oder i.v. für 14-21 Tage; Chinolone bei Meningoencephalitis

Endokarditis oder chronische Form: Doxycyclin + Chloroquin mindestens 18 Monate; Doxycyclin + Ofloxacin mindestens 3 Jahre

Bemerkungen:
Bei akuter Hepatitis im Rahmen des Q-Fiebers ist aufgrund der starken Immunantwort die Gabe von 40 mg/die Prednison für 7 Tage sinnvoll; bei chronischem Q-Fieber Antikörperkontrolle $1/4$ jährlich

Salpingitis (Adnexitis, pelvic inflammatory disease)

Häufigste Erreger:
Gonokokken, Chlamydien, Bacteroides Spez., Enterobakterien, Streptokokken, Mykoplasmen

Primäre Therapie (ambulant):
250 mg Ceftriaxon i.m. oder i.v. einmalig, dann Doxycyclin p.o.

Primäre Therapie (stationär):
Cephalosporin (2. Gen.) i.v. + Doxycyclin p.o.

Alternativen (ambulant):
Chinolon (Gr. II, III) + Metronidazol, Amoxicillin/Clavulansäure + Chinolon (Gr. II, III)

Alternativen (stationär):
Ampicillin/Sulbactam i.v. + Doxycyclin p.o.

Bemerkungen:
- Therapiedauer: 10–14 Tage
- Evtl. Partner mitbehandeln
- In der Schwangerschaft: Makrolide statt Doxycyclin
- Bei chronischer Salpingitis Therapieerfolg oft enttäuschend (Laparoskopie!)

Scharlach

s. Tonsillitis

Sepsis

Häufigste Erreger:
- Erwachsene:
  - a) Venenkathetersepsis: S. aureus, S. epidermidis, Candida albicans (v. a. bei Hyperalimentation)
  - b) Urosepsis: Enterobakterien (meist E. coli); nach urologischen Eingriffen: Proteus, Serratia, Enterobacter, Ps. aeruginosa
  - c) Wundinfektionssepsis: Staphylokokken, Streptokokken, E. coli; Anaerobier
  - d) bei Neutropenie: S. epidermidis, Enterobakterien, Ps. aeruginosa, Candida albicans
  - e) Pulmonale Sepsis: Pneumokokken, S. aureus, Klebsiellen; bei Beatmung: Ps. aeruginosa, S. aureus; ambulant erworben: Chlamydien, Mykoplasmen, Legionellen
  - f) Puerperalsepsis (sept. Abort): aerob-anaerobe Mischinfektion, Chlamydien
  - g) Abdominelle Sepsis: Enterobakterien, anaerobe Streptokokken; nach ERCP häufig P. aeruginosa
- Säuglinge und Kinder: Staphylokokken, Streptokokken, Pneumokokken, Meningokokken, H. influenzae, E. coli, Ps. aeruginosa, Klebsiella pneumoniae, Listerien, Candida Spezies
- Neugeborene: Alter <1 Woche: B-Streptokokken, E. coli, Klebsiellen, Enterobacter Spezies; Alter 1-4 Wochen: wie <1 Woche + H. influenzae, S. epidermidis

Primäre Therapie:
- Erwachsene:
  ohne nachgewiesenen Herd: Carbapeneme

a) Flucloxacillin; bei hohem Anteil an MRSA: Vancomycin, Teicoplanin, Linezolid (Candida-Sepsis s. Candidiasis)
b) Ampicillin/Sulbactam, Piperacillin/Tazobactam bzw. Sulbactam
c) Basiscephalosporin ± Metronidazol
d) Pseudomonas-wirksames Cephalosporin (z. B. Ceftazidim) oder Penicillin (z. B. Piperacillin) jeweils + Vancomycin oder Teicoplanin ± Aminoglykosid
e) Cephalosporin (2./3. Gen.) ± Aminoglykosid; + Makrolid, wenn ambulant erworben
f) Carbapenem + Doxycyclin
g) wie b)

Therapiedauer jeweils bis 3–5 Tage (bei Neutropenie bis 7 Tage) nach Entfieberung; bei S. aureus 4 Wochen

- Säuglinge und Kinder: Cephalosporin (3. Gen.)
- Neugeborene: Ampicillin + Ceftriaxon

Alternativen:

ohne nachgewiesenen Herd: Piperacillin/Tazobactam bzw. Sulbactam + Aminoglykosid, Cephalosporin (3. Gen.) + Aminoglykosid

- Erwachsene:
  a) Basiscephalosporin, Quinupristin/Dalfopristin, Linezolid
  b) Chinolone (Gr. II/III), Cephalosporine (3. Gen.), Carbapeneme
  c) Ampicillin/Sulbactam, Piperacillin/Tazobactam bzw. Sulbactam
  d) Carbapeneme
  e) Amoxicillin/Clavulansäure, Ampicillin/Sulbactam, Piperacillin/Tazobactam, Piperacillin/Sulbactam jeweils ± Aminoglykosid
  f) Ampicillin/Sulbactam, Piperacillin/Tazobactam bzw. Sulbactam, jeweils + Doxycyclin
  g) Chinolone (Gr. II/III) + Metronidazol, Cephalosporine (3. Gen.) + Metronidazol, Carbapeneme

- Säuglinge und Kinder: Flucloxacillin + Cefuroxim
- Neugeborene: Ampicillin + Cefotaxim

Bemerkungen:
- Kombinationstherapie mit Aminoglykosiden, wenn Zustand lebensbedrohlich und/oder gramneg. Erreger wahrscheinlich, immer bei Ps. aeruginosa, Acinetobacter und Serratia
- Venekatheter, Beatmungstherapie und Blasenkatheter sind die häufigsten Ursachen krankenhauserworbener Sepsis; deshalb nach Möglichkeit Katheter entfernen, wenn Zusammenhang mit Sepsis wahrscheinlich
- Nicht getunnelte bzw. nicht implantierte Venenkatheter: nur bei S. epidermidis Versuch einer Katheterlocktherapie (s. unten), ansonsten Entfernung des Katheters
- Getunnelte bzw. implantierte Venenkatheter: nur bei unkomplizierten Infektionen Versuch einer Katheterlocktherapie (s. unten), ansonsten Entfernung des Katheters
- Bei Pilzsepsis: Katheter immer entfernen
- Katheterlocktherapie (nur in Kombination mit einer Antibiotikatherapie!): 50–100 I.E. Heparin in 5 ml NaCl + Vancomycin (1–5 mg/ml) oder + Gentamicin (1–2 mg/ml) oder + Ciprofloxacin (1–2 mg/ml). Katheterlumen (2–5 ml) damit zwischen den Medikamentenapplikationen oder z. B. 12 h über Nacht füllen; vor Gabe von Medikamenten die Lösung aus dem Katheter ziehen; Dauer der Therapie: 2 Wochen
- S.-aureus-Sepsis: Vancomycin ist weniger wirksam als Flucloxacillin; Cave! Endokarditis v.a. bei ZVK
- Septischer Schock bei parenteraler Ernährung: Stets an kontaminierte Infusionen denken! Rest der Infusionsflüssigkeit bakteriologisch untersuchen
- Bei Säuglingen stets Begleitmeningitis oder HWI ausschließen

Sinusitis

Häufigste Erreger:

Akut: Pneumokokken H. influenzae, Moraxellen, Staphylokokken.

Chronisch: Staphylokokken, H. influenzae, Pneumokokken, Anaerobier

Primäre Therapie:

Akut: Amoxicillin ± Clavulansäure, Ampicillin ± Sulbactam, Telithromycin 5(–10) Tage.

Chronisch: Antibiotikatherapie häufig nicht notwendig bzw. allein nicht ausreichend. Allergie? Operationsindikation?

Bei akuter Exazerbation einer chronischen Sinusitis: Therapie wie akut

Alternativen:

Akut: Oralcephalosporine (2./3. Gen.), Clindamycin, Doxycyclin, Chinolone (Gr. III, IV)

Bemerkungen:

Penicillinresistenz von Pneumokokken bei MHK > 1 mg/l; partiell resistent bei MHK 0,1-1 mg/l; in beiden Fällen Cefotaxim, Ceftriaxon oder Chinolone (Gr. III, IV). Aktuelle Pneumokokkenresistenz in Deutschland s. Seite 131

Syphilis

Erreger:

Treponema pallidum

Primäre Therapie:

1. Primäre, sekundäre und latente Syphilis mit Verlauf von weniger als einem Jahr:

a) Benzathin-Penicillin: 2,4 Mio. I.E. i.m.

Penicillinallergiker:
a) Doxycyclin 2 × 100 mg 14 Tage
b) Ceftriaxon 1 g/die i.m. 4 Tage

2. Syphilis mit einem Verlauf von mehr als einem Jahr (latente Syphilis, kardiovaskuläre Syphilis):
a) Benzathin-Penicillin G: 2,4 Mio. I.E. i.m. wöchentlich für 3 Wochen

Penicillinallergiker:
a) Doxycyclin 2 × 100 mg 28 Tage
b) Tetracycline 4 × 500 mg 28 Tage

3. Syphilis in der Schwangerschaft:
Benzathin-Penicillin G: 2,4 Mio. I.E. i.m.

Penicillinallergiker:
Ceftriaxon 250 mg/die i.m. für 10 Tage (Parallelallergie ausschließen!)

4. Neurosyphilis:
a) Penicillin G: 18–24 Mio. I.E./die 10–14 Tage
b) Ampicillin 4 × 4 g i.v. 10–14 Tage

5. Kongenitale Syphilis:
a) Säuglinge mit pathologischen Liquorbefunden: Penicillin G: 100.000-150.000 I.E./kg/die i.v. in 2–3 Dosen oder Procain-Penicillin G: 50.000 I.E./kg/die i.m., jeweils für mindestens 10–14 Tage
b) Säuglinge ohne pathologische Liquorbefunde: Benzathin-Penicillin G: 50.000 I.E./kg i.m. in einer einmaligen Dosis

Bemerkungen:
Bei Säuglingen stets Liquorpunktion zum Ausschluss einer ZNS-Beteiligung

Tetanus

Erreger:
Clostridium tetani

Primäre Therapie:
Penicillin G (24 Mio i.E./die) 10 Tage + Immunglobulin

Alternativen:
Tetracycline, Metronidazol

Bemerkungen:
Muskelrelaxation mit Diazepam. Postexpositionelle Prophylaxe siehe Seite 244

Tonsillitis, eitrige

Häufigste Erreger:
A-Streptokokken

Primäre Therapie:
Oralcephalosporine (2. Gen.), Amoxicillin ± Clavulansäure (jeweils 5 Tage)

Alternativen:
Penicillin (10 Tage), Erythromycin (10 Tage), Clarithromycin (10 Tage), Azithromycin (5 Tage), Telithromycin (5 Tage)

Bemerkungen:
Resistenzrate der Streptokokken gegen Makrolide in Deutschland ansteigend. Bei persistierendem A-Streptokokkennachweis mit Tonsillitis/Pharyngitis: Clindamycin (5 Tage)

Toxic-shock-Syndrom

Siehe nekrotisierende Fasziitis

Toxoplasmose

Erreger:
Toxoplasma gondii

Therapie:
- Erwachsene und Kinder: Pyrimethamin (2×50–100 mg am 1. Tag, dann 25 mg/die p.o.) + Sulfadiazin 4×1–1,5 g p.o. + Folinsäure 10–20 mg/die p.o.; Therapie bis 1–2 Wochen nach Verschwinden der Symptome; Folinsäure noch eine Woche länger geben
- Schwangere bis 18. Schwangerschaftswoche: 3×1 g p.o. Spiramycin (Rovamycine®)
- Zerebrale Toxoplasmose bei HIV/AIDS: Pyrimethamin (200 mg am 1. Tag, dann 75–100 mg/die p.o.) + Sulfadiazin 4×1–1,5 g p.o. + Folinsäure 10–15 mg/die p.o.; Therapiedauer 2–3 Wochen, dann Suppressionstherapie
  Alternativen zu Sulfadiazin: 4×600 mg Clindamycin; 2×1 g Clarithromycin; 1,2–1,5 g Azithromycin
- Suppressionstherapie: Pyrimethamin 25–75 mg/die p.o. + Sulfadiazin $4 \times 0,5$-1 g p.o. + Folinsäure 10–25 mg/die p.o.
- Primärprophylaxe (bei CD4 $< 100/\mu l$): Cotrimoxazol 160/800 mg/die p.o. oder Dapson 50 mg/die p.o. + Pyrimethamin 50 mg/Woche p.o. + Folinsäure 25 mg/Woche p.o.
- ZNS- oder Augenbeteiligung: zusätzlich Prednisolon 1 mg/kg/die in 2 Dosen

Tuberkulose

Erreger:
M. tuberculosis und atypische Mykobakterien

Primäre Therapie von Organtuberkulosen
6-Monats-Regime: Initialphase (2–3 Monate): INH + Rifampicin + Pyrazinamid (PZA) + Streptomycin oder Ethambutol täglich, anschließend 4 Monate Stabilisierungsphase: INH

+ Rifampicin täglich oder INH + Rifampicin 2–3 × pro Woche. 6-Monats-Regime sind die optimale Standardtherapie. Rezidive 9-12 Monate behandeln. Kombination INH + Rifampicin + PZA ist obligat. Bei kavernösen Prozessen und bei Befunden, die mehr als ein bronchopulmonales Segment umfassen, bei hämatogenen Streutuberkulosen und bei Verdacht auf INH-Resistenz ist die Vierfachkombination angezeigt. Die Kombination von INH + Rifampicin + PZA + Streptomycin in der Initialphase ist das effektivste Therapieregime überhaupt

9(–12)-Monats-Regime (falls 6-Monats-Regime mit PZA nicht möglich): Initialphase (2–3 Monate): INH + Rifampicin + Ethambutol oder Streptomycin täglich. Anschließend Stabilisierungsphase (7–10 Monate): INH + Rifampicin täglich oder 2–3 × pro Woche, (Deutsches Zentralkomitee zur Bekämpfung der Tuberkulose) Pneumologie 49, 1995, S. 217.

In der Schwangerschaft: Isoniazid + Rifampicin + Ethambutol in üblicher Dosierung (Rifampicin nicht in der Frühschwangerschaft)

Tuberkulöse Meningitis:

INH + Rifampicin für 12 Monate + Pyrazinamid + (Streptomycin oder Ethambutol oder Protionamid) für die ersten 2 Monate. Falls Pyrazinamid nicht angewandt werden kann, muss die Therapie auf 18 Monate verlängert werden

Atypische Mykobakterien (AIDS):

Mycobacterium avium: Clarithromycin + Ethambutol + Rifampicin, Rifabutin + Clarithromycin, Ethambutol + Azithromycin

M. intracellulare: INH + Ethambutol + Rifampicin + Streptomycin 2 ×/Woche. Bei AIDS: Rifampicin + Ethambutol + INH + Clofazimin (50-100 mg p.o. 1 ×/die)

Mycobacterium fortuitum:
Amikacin + Ciprofloxacin; Ciprofloxacin + Cotrimoxazol;
Amikacin + Clarithromycin bzw. Azithromycin;
Imipenem + Clarithromycin + Ciprofloxacin + Doxycyclin (Meningitis);
Imipenem + Clarithromycin + Amikacin (Endokarditis)
Mycobacterium kansasii: Rifampicin + INH + Ethambutol 18 Monate

Bemerkungen:

Alle Antituberkulotika sollen auf einmal oder in kurzen Intervallen in voller Tagesdosis möglichst nach der Mahlzeit eingenommen werden. Anstelle von Rifampicin kann auch Rifabutin (Mycobutin®, Alfacid®) gegeben werden. Bei Tuberkulose 150 mg/die p.o. (Kinder 5 mg/kg/ die), bei Mycobacterium-avium-Infektion 450–600 mg/die p.o., in Kombination mit Clarithromycin 300 mg/die

Ulkuskrankheit (peptisch)

Erreger:
Helicobacter pylori

Primäre Therapie:
7 Tage präprandial 2×20 mg Omeprazol + postprandial 2×1 g Amoxicillin + 2×500 mg Clarithromycin

Alternativen:
7 Tage präprandial 2×20 mg Omeprazol + postprandial 2×250 mg Clarithromycin + 2×400 mg Metronidazol

Bei Therapieversagen:
3×40 mg Omeprazol + 3×750–1000 mg Amoxicillin für 14 Tage
2×20 mg Omeprazol + 4×120 mg Wismutsalz + 4×500 mg Tetracyclin + 3×400 mg Metronidazol für 7 Tage
2×20 mg Rabeprazol + 2×250 mg Levofloxacin +

2 × 1000 mg Amoxicillin für 7 Tage

2 × 20 mg Rabeprazol + 1 × 500 mg Levofloxacin +
1 × 300 mg Rifabutin für 7 Tage

2 × 40 mg Pantoprazol + 2 × 150 mg Rifabutin +
2 × 1000 mg Amoxicillin für 10 Tage

Urethritis (unspezifisch)

Häufigste Erreger:

Chlamydien, Mykoplasmen, Trichomonaden, Enterobakterien

Primäre Therapie:

Doxycyclin 1 Woche oder einmalige Gabe von 1 g Azithromycin p.o.

Alternativen:

Erythromycin (4 × 500 mg/die p.o. 3 Wochen bei Versagen von Doxycyclin), andere Makrolide; Metronidazol bei Trichomonaden (2 g p.o. als Einmalgabe); Chinolone bei Verdacht auf Enterobakterien (Gramfärbung!)

Vaginitis

Häufigste Erreger:

a) Bakterielle Vaginitis: Gardnerella vaginalis, Anaerobier, Mykoplasmen

b) Vulvovaginale Candidiasis: Candida albicans und andere Candida

c) Trichomoniasis: Trichomonas vaginalis

Primäre Therapie:

a) 2 × 500 mg Metronidazol p.o über 7 Tage

b) 150 mg Fluconazol p.o. als Einmalgabe

c) 2 g Metronidazol p.o. als Einmalgabe

Alternativen:

  a) 2 × 300 mg Clindamycin p.o. über 7 Tage
  b) 2 × 200 mg Itraconazol p.o. (1 Tag)
  c) 2 × 500 mg Metronidazol über 7 Tage; 4 × 500 mg Tinidazol (1 Tag)

Bemerkungen:

- Trichomoniasis und bakterielle Vaginitis: übelriechender Fluor, pH > 4,5
- Candidiasis: geruchloser, käsiger Fluor, pH < 4,5
- Bei Trichomoniasis immer Partner mitbehandeln (2 g Metronidazol als Einmalgabe)
- Bei bakterieller Vaginitis und Candidiasis: Partnermitbehandlung nur bei Symptomen
- Reinfektions- oder Rezidivprophylaxe bei Candidiasis (≥ 4 Episoden/Jahr): Fluconazol 100 mg/Woche oder Clotrimazol vag. supp. 500 mg/Woche, jeweils über 6 Monate
- Alternative Lokalbehandlungen: Azolderivate bei Candidiasis (Nystatin weniger wirksam), Paromomycin bei Trichomoniasis, Clindamycin bei bakterieller Vaginitis

Zystitis

Siehe Harnwegsinfektion

11 Therapie der häufigsten bakteriellen Endokarditiden

Unbekannter Erreger (Nativklappen)

Ampicillin plus	3–4 g	6-stdl. (bis Erregernachweis)
Flucloxacillin plus	3 g	6-stdl.
Gentamicin	1–1,5 mg/kg	8-stdl.

Bei Penicillinallergie

Vancomycin plus	15 mg/kg	12-stdl. (bis Erregernachweis)
Gentamicin	1–1,5 mg/kg	8-stdl.

Unbekannter Erreger (Kunstklappen)

Vancomycin plus	15 mg/kg	12-stdl. (bis Erregernachweis)
Gentamicin plus	1–1,5 mg/kg	8-stdl.
Rifampicin	300 mg p.o.	12-stdl.

Streptokokken der Viridans-Gruppe (Nativ- und Kunstklappen)

MHK < 0,1 μg/ml

Penicillin G oder	5 Mio. I.E.	6-stdl. für 4 Wochen
Ceftriaxon oder	2 g	24-stdl. für 4 Wochen
Penicillin G plus	5 Mio I.E.	6-stdl. für 2 Wochen
Gentamicin	1 mg/kg	8-stdl. für 2 Wochen

MHK > 0,1 ≤ 0,5 μg/ml
Penicillin G   5 Mio I.E.   6-stdl. für 4 Wochen
plus
Gentamicin   1–1,5 mg/kg   8-stdl. für 2 Wochen

MHK > 0,5 μg/ml
Ampicillin   3–4 g   6-stdl. für 4–6 Wochen
plus
Gentamicin   1–1,5 mg/kg   8-stdl. für 4–6 Wochen

Bei Penicillinallergie und MHK ≤ 0,5 μg/ml
Vancomycin   15 mg/kg   12-stdl. für 4 Wochen

Bei Penicillinallergie und MHK > 0,5 μg/ml
Vancomycin   15 mg/kg   12-stdl. für 4–6 Wochen
plus
Gentamicin   1–1,5 mg/kg   8-stdl. für 4–6 Wochen

Enterokokken (Nativ- und Kunstklappen)

Ampicillin-empfindlich, Gentamicin MHK > 500 μg/ml
(high-level)
Ampicillin   3–4 g   6-stdl. für 8–12 Wochen

Ampicillin-empfindlich, Gentamicin MHK < 500 μg/ml
(low-level)
Ampicillin   3–4 g   6-stdl. für 4–6 Wochen
plus
Gentamicin   1–1,5 mg/kg   8-stdl. für 4–6 Wochen

Ampicillin-resistent, Gentamicin-empfindlich
oder Penicillinallergie
Vancomycin   15 mg/kg   12-stdl. für 4–6 Wochen
plus
Gentamicin   1–1,5 mg/kg   8-stdl. für 4–6 Wochen

Staphylokokken (Nativklappen)

Methicillin-empfindlich (S. aureus, S. epidermidis)

Flucloxacillin	1,5–2 g	4-stdl. für 4–6 Wochen*
plus		
Gentamicin	1–1,5 mg/kg	8-stdl. für 3–5 Tage**
oder		
Cefazolin	2 g	8-stdl. für 4–6 Wochen*
plus		
Gentamicin	1–1,5 mg/kg	8-stdl. für 3–5 Tage**

Methicillin-resistent (S. aureus, S. epidermidis)
oder Penicillinallergie

Vancomycin	15 mg/kg	12-stdl. für 4–6 Wochen

Bei Vancomycinallergie

Linezolid	600 mg	12-stdl.

Staphylokokken (Kunstklappen)

Methicillin-empfindlich (S. aureus, S. epidermidis)

Flucloxacillin	1,5–2 g	4 stdl. für 6 Wochen
plus		
Rifampicin	300 mg p.o.	8-stdl. für 6 Wochen
plus		
Gentamicin	1–1,5 mg/kg	8-stdl. für 2 Wochen

Methicillin-resistent (S. aureus, S. epidermidis)
oder Penicillinallergie

Vancomycin	15 mg/kg	12-stdl. für 6 Wochen
plus		
Rifampicin	300 mg p.o.	8-stdl. für 6 Wochen
plus		
Gentamicin	1–1,5 mg/kg	8-stdl. für 2 Wochen

* Wenn Trikuspidalklappe betroffen, genügen 2 Wochen Therapie
** Aminoglykosidgabe optional

HACEK***

Ceftriaxon	2 g	24-stdl. für 4 Wochen
oder		
Ampicillin	3 g	6-stdl. für 4 Wochen
plus		
Gentamicin	1–1,5 mg/kg	8-stdl. für 4 Wochen

Bemerkungen
- Bei negativen Blutkulturen an HACEK-Gruppe, Coxiellen, Bartonellen, Psittakose und Brucellose denken
- Bei Pilzendokarditis: Amphotericin B ± Azolderivat; frühzeitige chirurgische Intervention notwendig
- Aminoglykoside: keine Einmaldosierung

*** Haemophilus, Actinobacillus, Cardiobacterium, Eikenella, Kingella

12 Mindestbehandlungsdauer von bakteriellen Infektionen

Erkrankungen	Therapiedauer (Tage)
Arthritis	14–21
Borreliose	14–28
Bronchitis	5–10
Cholezystitis	7
Diphtherie	7–14
Endokarditis	14–42
Divertikulitis	7–10
Erysipel	10
Gonorrhoe	1–7
Harnwegsinfektion	3
Meningitis	7–10
– Listerien	21
Osteomyelitis, akut	28–42
Osteomyelitis, chronisch	180
Otitis media	5–10
Perikarditis	28
Peritonitis	5–14
Pertussis	14
Pneumonie	7–10
– Staphylokokken	28
– Pneumocystis	21
– Legionellen	7–14
Prostatitis, akut	10–14
Prostatitis, chronisch	42
Pyelonephritis	14

Salpingitis	10–14
Sepsis	10–14
– S. aureus	28
Sinusitis	5–10
Tonsillitis/Scharlach	5–10
Ulkuskrankheit	7
Urethritis	7

Anmerkung:

Die Tabelle gibt lediglich Anhaltspunkte über die Mindestbehandlung bzw. die durchschnittliche Behandlungsdauer verschiedener Erkrankungen. Anhaltspunkt für Mindestbehandlungsdauer: bis 3 Tage nach Entfieberung und klinischer Besserung. Wenn nach 3-4 Tagen keine klinische Besserung und Absinken erhöhter Temperatur erfolgen, dann Therapie absetzen, umsetzen oder an Diagnose zweifeln.

Je länger eine Antibiotikatherapie gegeben wird, umso größer ist die Gefahr einer Erregerselektion, Resistenzentwicklung oder Superinfektion (z. B. mit Pilzen!). Wird eine Therapie als unnötig erkannt, soll sie sofort (!!) abgesetzt werden und muss nicht, z. B. zur Vermeidung einer Resistenzentwicklung, insgesamt ca. 5 Tage gegeben werden.

13 Versagen der Antibiotikatherapie

Wenn die Antibiotikatherapie nicht den gewünschten Erfolg zeigt, hat dies im wesentlichen 3 Gründe:

1. Patient
- Verminderte körpereigene Abwehr (Zytostatikatherapie, Karzinom, Diabetes, Alkoholismus, Leberzirrhose usw.), Fremdkörper (Venenkatheter, Blasenkatheter, Hydrozephalusventil, Trachealtubus)
- Abszess oder schwer zugänglicher Infektionsort (Osteomyelitis, Endokarditis)
- Drug-Fieber (Patient entfiebert nicht!)
- Patient nimmt Antibiotika nicht (bis zu 30%!)

2. Erreger
- Isolierter Erreger verursacht nicht die Infektion (falsche Probenentnahme, falscher Transport, Mischinfektion)
- Virusinfektion, Pilzinfektion!
- Mischinfektion oder isolierter Erreger ist nur Kontamination
- Superinfektion (Krankenhausinfektion, Pilze!)
- Resistenzentwicklung (relativ selten)
- Selektion resistenter Anteile der Erregerpopulation
- Erregerwechsel unter Therapie (bes. Pilzinfektion)

3. Antibiotikum
- Falsche Dosierung oder Applikation
- Schlechte Penetration zum Infektionsort
- Inaktivierung des Antibiotikums durch Infusionsflüssigkeit oder gleichzeitig verabreichte Medikamente
- Antagonismus von Antibiotikakombinationen

- Zu kurze Therapiedauer (z. B. Wechseln des Antibiotikums alle 2 Tage)
- Falsche Resistenzbestimmung im Labor (bis zu 20% der Fälle!)

14 Differentialdiagnose, Fieber unklarer Genese

Definition:
- Fieber von über 3 Wochen Dauer
- Temperatur $>38{,}3\ °C$ (mehrere Messungen)
- unklare Ursache nach 3 Tagen Klinikaufenthalt

Ca. 30% aller Patienten mit „Fieber unklarer Genese" sterben an der unerkannten Erkrankung. Daher ist diese „Diagnose" sehr ernst zu nehmen.

Häufigste Ursachen
- 30–40% Infektionen
- 30–40% Neoplasmen
- 10–15% rheumatologische Erkrankungen
- 5–15% ungeklärte Ursachen
- 15–20% unterschiedliche Erkrankungen

Die Patienten sollten in **3 Altersgruppen** eingeteilt werden:
- <6 Jahre (hauptsächlich Infektionen der oberen Atemwege, Harnwegsinfektionen und systemische Virusinfektionen)
- 6–14 Jahre (hauptsächlich Gastrointestinalinfektionen und Kollagenosen)
- >14 Jahre (hauptsächlich Infektionen, Neoplasmen, rheumatologische bzw. Autoimmunerkrankungen)

I Infektionen

Häufige bakterielle Infektionen

Abszesse	Leber, Milz, Pankreas, subphrenisch, kleines Becken, Prostata, Appendizitis, Morbus Crohn, Divertikulitis
Endokarditis	Rheumatisches Fieber, operative oder diagnostische Eingriffe **Wichtig:** mehrere Blutkulturen abnehmen, da auch geringe Antibiotikadosen das Erregerwachstum hemmen können! Bei „kulturnegativer" Endokarditis nach HACEK, Chlamydien, Coxiella burnetii und Bartonella suchen!
Gallenwegs-infektionen	Cholangitis, Cholezystitis, Gallenempyem oder Infektion des Ductus pancreaticus
Gefäße	Septische Phlebitis bei Drogenabusus oder intravasalen Kathetern
Harnwegs-infektionen	Negative oder intermittierend positive Urinkulturen, Pyelonephritis, perinephritischer Abszess
Mundhöhle/oberer Respirationstrakt	Zahnabszesse, Sinusitis
Osteomyelitis	Osteomyelitis der Wirbelsäule, der Mandibula und Maxilla und Infektionen von Gelenkprothesen können mit schwachen bis keinen Symptomen verbunden sein
Tuberkulose	Der am häufigsten isolierte Erreger bei Fieber unklarer Genese (besonders bei abwehrgeschwächten Patienten). Bei manchen Patienten nur Fieber, ohne positiven Röntgenbefund. Negativer Tine-Test bei generalisierter Infektion

Virusinfektionen

Die häufigsten Erreger sind Epstein-Barr-Virus (EBV), Cytomegalievirus (CMV), Hepatitis-B-Virus (HBV), HIV, Herpes simplex, Parvovirus B19

Seltenere Infektionen

Amöbiasis	Verbreitung weltweit (warme Länder)
Borreliose	Zeckenbisse
Brucellose	Schlachthauspersonal, Tierärzte, Tierpfleger, Köche, Laborinfektionen
Chlamydieninfektionen	Umgang mit bestimmten Vogelarten (Papageien, Sittiche)
Katzenkratzkrankheit	Kontakt mit Katzen
Leishmaniose	Asien, Tropen, Mittelmeerländer
Leptospirose	In der zweiten und dritten Phase der Erkrankung Erreger im Blut nicht nachweisbar ± Fieber als einziges Symptom
Listeriose	Hämodialysepatienten, nach Nierentransplantation, bei Tumoren des leukopoietischen Systems, alte Menschen mit länger dauernder Kortikosteroidtherapie
Malaria	Aufenthalt und Reisen in Malariagebieten (ungenügende Prophylaxe)
Pilzinfektionen	Aufenthalt in Endemiegebieten: Kokzidioidomykose (Nord- und Südamerika), Histoplasmose (Nordamerika). Bei immunabwehrgeschwächten Patienten systemische Candida-albicans-Infektion, Aspergillose, Kryptokokkose

Seltenere Infektionen (Fortsetzung)

Rickettsiose	Zecken- oder Milbenbiss, bei Q-Fieber Übertragung von Haustieren oder aerogen (z. B. durch infizierte Wolle)
Toxoplasmose	Kontakt mit Katzen, Vorliebe für rohes Fleisch, Immunschwäche
Trypanosomiasis	Aufenthalt in Zentral- und Ostafrika
Tularämie	Jäger, Wald- und Feldarbeiter, Wildhändler, Pelz- und Fellverarbeiter, Küchenpersonal

II Neoplasien

Morbus Hodgkin, Non-Hodgkin-Lymphom, maligne Histiozytose, Leukämie, solide Tumoren (besonders Nierenzellkarzinom)

III Kollagenvaskuläre Erkrankungen

Rheumatisches Fieber, Lupus erythematodes u. a. Kollagenosen, rheumatoide Arthritis, Morbus Still, Arteriitis temporalis, Periarteritis nodosa, Morbus Wegener u.a. Vaskulitiden, Morbus Crohn, Sarkoidose

IV Weitere Ursachen

Drug-Fieber (!), multiple Lungenembolien, Thrombophlebitis, Hämatom, Hepatitis, Nebenniereninsuffizienz, Thyreoiditis, Sarkoidose, unspezifische Perikarditis, thermoregulatorische Störungen

V Psychogenes Fieber

Habituelle Hyperthermie, künstliches Fieber

Diagnostik

- Beobachtung des Fieberverlaufes
- Anamnese (Familienanamnese, Auslandsaufenthalte, Einnahme bestimmter Medikamente, Alkoholabusus, Operationen, Tb-Exposition, Kontakt mit Tieren)
- Körperliche Untersuchung
- Labor-Parameter
- Nichtinvasive diagnostische Verfahren (z. B. Rö-Thorax)
- **Drug-Fieber ausschließen (!!!):** Definition: Fieber, das bei Gabe eines Medikaments auftritt und nach dessen Absetzen fast immer innerhalb von 48±72 h verschwindet, wenn dabei keine andere Ursache für dieses Fieber gefunden wird. Das Intervall zwischen der ersten Gabe des Medikaments und dem Auftreten von Drug-Fieber variiert stark zwischen den einzelnen Medikamentengruppen: Antibiotika ca. 8 Tage; Herzmedikamente ca. 45 Tage.

Häufigste Ursachen von Medikamentenfieber

Antibiotika 31%
- Penicillin G 6,0%
- Cephalosporine 4,7%
- Oxacillin 1,3%
- Ampicillin

Kardiovaskuläre Substanzen 25%
- Alpha-Methyl-Dopa
- Chinidin
- Procainamid
- Hydralazin
- Nifedipin
- Oxprenolol

ZNS-Substanzen 20%
- Diphenylhydantoin 7,4%
- LSD
- Carbamazepin
- Chlorpromazin

Wichtige körperliche Untersuchungen

Lymphknoten:

Bei der körperlichen Untersuchung ist die mehrmalige Palpation aller Lymphknoten unbedingt notwendig, da viele Krankheiten Lymphknotenschwellungen (teilweise nur ein einzelner Lymphknoten) verursachen (M. Hodgkin, Toxoplasmose, infektiöse Mononukleose). Besonders die Halslymphknoten sind vergrößert bei Lymphomen und infektiöser Mononukleose.

Ophthalmologische Untersuchung:

Die umfangreiche ophthalmologische Untersuchung ist auch bei Patienten ohne ophthalmologische Symptome besonders wichtig. Die wichtigsten Befunde sind hierbei:

- **Ptosis** bei retroorbitaler Granulomatose (z. B. Wegener-Granulomatose)
- **Skleritis, Uveitis** bei rheumatoider Arthritis, Lupus erythematodes und anderen Kollagenosen
- **Konjunktivale Läsionen** bei systemischen Infektionen (v. a. bei Virus- und Chlamydieninfektionen)
- **Konjunktivale Petechien** bei Endokarditis und Lymphomen
- **Konjunktivitis** bei Tuberkulose, Syphilis, Tularämie, mykotischen Infektionen (bes. bei Histoplasmose)
- **Retinitis** bei Toxoplasmose und CMV-Infektionen
- **Roth-Flecken der Retina** bei infektiöser Endokarditis und Leukämien
- **Läsionen der Choroidea** bei Tuberkulose und Pilzinfektionen

Untersuchung von Haut und Schleimhäuten:

Osler-Knoten und Petechien am Gaumen bei Endokarditis, Roseolen der Bauchhaut bei Salmonellose, Hyperpigmentationen bei M. Whipple, Hautmetastasen bei verschiedenen soliden Tumoren und Lymphomen, kutane Vaskulitis bei rheumatologischen Erkrankungen

Laborparameter:

Die wichtigsten Parameter sind Differentialblutbild, Urinkultur, Serumelektrolyte und Blutkulturen. Mehr als drei Blutkulturen innerhalb von 24 h sind nur sinnvoll bei einer Endokarditis von Patienten mit prothetischer Herzklappe und bei vorausgegangener Antibiotikatherapie.

Weitere Untersuchungsmaterialien sind Sputum-/Trachealsekret- und Stuhlproben. Unter Umständen müssen sie mehrmals abgenommen werden.

Unspezifische Parameter sind: BSG, Fibrinogen, Haptoglobin, CRP, Caeruloplasmin und neutrophile Granulozyten (alle erhöht). Erniedrigt sind Eisen und Zink. Eosinophilie oder Exantheme nur in etwa 20%, immunologische Diagnostik

Weitere Untersuchungen, die unbedingt durchgeführt werden müssen:

- Inspektion des Kopfes (temporale oder kraniale Arteriitis)
- Inspektion des Augenhintergrundes
- Inspektion der Bindehaut (Petechien)
- Inspektion der Finger- und Fußnägel (Endokarditis)
- Inspektion der perinealen Region (Fisteln)
- Meningismus
- Palpation aller Lymphknoten (Karzinom, Morbus Hodgkin, HIV)
- Untersuchung der Gelenke (Arthritis)
- Palpation der Schilddrüse (empfindlich = subakute Thyreoiditis)
- Palpation der Milz (Endokarditis, Lymphom)

- Palpation der Leber (schmerzhaft = Abszess)
- rektale Untersuchung und Untersuchung des kleinen -Beckens
- Druck auf die Nasennebenhöhlen (Sinusitis)
- Auskultation des Herzens (Endokarditis, idiopathische Perikarditis) und der Lunge

Weitere Diagnostik:

- Röntgenaufnahme (Röntgenthorax soll in regelmäßigen Abständen gemacht werden), Ultraschall und CT/MR des Abdomens
- Knochenmarkbiopsie
- Leberbiopsie
- Biopsie der Temporalarterie

Hauttestung:

Bei jedem Patienten mit Fieber unklarer Genese muss ein Tuberkulintest gemacht werden

15 Dosierung von Antibiotika bei eingeschränkter Nierenfunktion

Prof. Dr. Joachim Böhler, Deutsche Klinik für Diagnostik, Wiesbaden

Grundlagen:

- **Individuelle Schwankung:** Auch bei Verwendung der Dosierungstabellen muss beim individuellen Patienten immer mit abweichenden Serumspiegeln gerechnet werden, da Metabolismus, Ausscheidung, Eiweißbindung etc. individuell stark schwanken können. Besonders Substanzen mit geringer therapeutischer Breite (z. B. Aminoglykoside) müssen durch Spiegelmessungen überwacht werden.
- **Kinder:** Die Dosierungstabellen sind für Erwachsene mit eingeschränkter Nierenfunktion im Steady State erarbeitet worden. Sie gelten daher in der Regel nicht für Kinder.
- **Alte Patienten:** Im Alter geht die glomeruläre Filtrationsrate (GFR) und damit die Ausscheidung für viele Antibiotika zurück. Die angegebenen Dosierungen für Erwachsene gelten bis etwa 65 Jahre. Sie können pauschal bei über 65-Jährigen um 10%, bei über 75-Jährigen um 20% und bei über 85-Jährigen um 30% reduziert werden. Genauer als mit diesen Pauschalwerten kann man die Dosis durch Berechnung der GFR (Kreatininclearance) anpassen.
- **Schätzung der Kreatininclearance (= GFR):** Ein 24-h-Urin zur Berechnung der Kreatininclearance steht selten zur Verfügung und ist zur Dosisanpassung von Antibiotika auch meist entbehrlich. Unverzichtbar bei Patienten über 60 Jahre oder bei Kreatinin > 1 mg/dl oder bei Gewicht unter 60 kg ist die Schätzung der GFR mit Hilfe des stabilen Serum-Kreatinin [mg/dl] (nach Cockroft und Gault).

$$\text{Kreatinin-Clearance} = \frac{140 - \text{Alter}}{\text{Serumkreatinin}} \times \frac{\text{KG}}{72} \; (\times 0{,}85 \text{ bei Frauen})$$

Beachte:
Bei Serum-Kreatinin 1 mg/dl hat ein 20-Jähriger eine GFR von 120 ml/min, ein 90-Jähriger eine GFR von 50 ml/min! Ein mit 36 kg kachektischer 90-Jähriger (KG=36) hat eine GFR von nur 25 ml/min! Falls es sich um eine Frau handelt ($\times$ 0,85), liegt die Muskelmasse um 15% niedriger, daher ist die GFR nur $25 \times 0,85 = 21,25$ ml/min.

Beachte:
Die häufigsten Überdosierungen beruhen darauf, dass bei „fast normalem" Serum-Kreatinin die GFR als „normal=100 ml/min" falsch eingeschätzt wird.

Beachte:
Nur das stabile Serum-Kreatinin ist zu verwenden. Selbst bei Anurie (GFR=0 ml/min) steigt das Serum-Kreatinin pro Tag nur um 1–1,5 mg/dl an. Obwohl die GFR offensichtlich Null ist, liegt das Kreatinin (mit steigender Tendenz) aktuell evtl. erst bei 2 mg/dl!

Regeln zur Dosisanpassung bei Niereninsuffizienz:
- **Renale und/oder hepatische Elimination:** Bei Antibiotika, die in hohem Maße renal und nicht überwiegend hepatisch eliminiert werden, muss die Erhaltungsdosis reduziert werden.
- **Initialdosis unverändert:** Die Höhe der ersten Dosis eines Medikamentes richtet sich nach dem Verteilungsvolumen des Medikamentes (z. B. 2 mg/kg Körpergewicht), nicht nach der (intakten oder reduzierten) Ausscheidung. Daher ist die erste Dosis fast aller Medikamente bei Nierenkrankheiten und bei Gesunden gleich! Ausnahme: Aminoglykoside: Die heute übliche Einmaldosierung in 24 h (z. B. 400 mg Netilmicinbolus einmal täglich beim Nierengesunden) schließt die normale Elimination schon ein. Das Ziel, einmal in 24 h niedrige Talspiegel (= geringe Toxizität) zu erreichen, wird damit beim Nierengesunden erreicht. Bei

Anurie dauert es jedoch 3–5 Tage, bis sich wieder ein niedriger Talspiegel einstellt. Inzwischen kann der Patient aufgrund zu lang anhaltender hoher Spiegel einen irreversiblen Hör- oder Nierenschaden erlitten haben! Bei Übergewichtigen sollte sich die Initialdosis (mg/kg) bei Aminoglykosiden nach dem Normalgewicht, nicht nach dem tatsächlichen Gewicht richten.

- **Erhaltungsdosis reduzieren oder Dosisintervall verlängern?** Die verminderte renale Elimination führt ab der zweiten Dosis zur Kumulation und Toxizität des Antibiotikums, es sei denn, man reduziert entweder die Höhe der Erhaltungsdosis oder verlängert das Intervall zwischen den Erhaltungsdosen. Bei manchen Substanzen kann man das Verfahren der Dosisanpassung frei wählen. Oft legen jedoch Wirkungsweise oder Toxizität des Wirkstoffes fest, wie die Anpassung zu erfolgen hat. Die Dosierungstabellen berücksichtigen diese Eigenschaften der Medikamente. Beispiel: Bei Aminoglykosiden korreliert der Spitzenspiegel mit der antibakteriellen Wirkung, die Dauer und Höhe des Talspiegels jedoch mit der Toxizität. Eine Applikation von hohen Einzeldosen ist zwar unter dem Gesichtspunkt der Wirksamkeit wünschenswert, wegen der erhöhten Toxizität durch hohe Spiegel über mehrere Tage jedoch nicht akzeptabel. Die Dosierungsempfehlungen streben das Erreichen eines niedrigen Talspiegels nach 24 h, spätestens nach 36 h an. Talspiegelmessungen sind unverzichtbar.

Hinweise zum Gebrauch der Tabellen

(Antibiotikadosierung bei Erwachsenen mit eingeschränkter Nierenfunktion) in Kapitel 9 (nach Höffler)

- Die von Höffler erarbeiteten Tabellen für Erwachsene nennen obere Dosisgrenzen für einen 70 kg schweren Patienten, die nicht oder nur in begründeten Ausnahmen überschritten werden dürfen und nach folgender Formel auf das Gewicht des Patienten umgerechnet werden können:

$$\text{Dosis} = \text{Dosis für 70 kg} \times \frac{\text{KG}}{70}$$

Beispiel:
Es soll eine Ampicillinhöchstdosis für einen 20-jährigen 105 kg schweren Patienten mit einem Plasmakreatinin von 0,8 mg/dl errechnet werden: (siehe Ampicillin)

$$\text{Maximaldosis} = 4 \text{ g} \times \frac{105}{70} = 6 \text{ g (alle 8 h)}$$

Diese Umrechnung hat allerdings nur dann Berechtigung, wenn eine annähernd normale Körperzusammensetzung vorliegt, d. h. der Patient nicht übermäßig adipös oder kachektisch ist.

16 Antibiotikatherapie bei Hämodialyse, Peritonealdialyse und kontinuierlicher Hämofiltration

Prof. Dr. Joachim Böhler, Deutsche Klinik für Diagnostik, Wiesbaden

Die Dosierungsangaben im Kapitel 9 (nach Höffler) für GFR <10 ml/min/1,73 m^2 sind für Dialysepatienten mit unterschiedlicher Nierenrestfunktion bestimmt. Die Angaben bei GFR 2 ml/min gelten für Patienten mit Restfunktion von ca. 200–800 ml Urin/Tag. Die Angaben für GFR 0,5 ml/min/1,73 m^2 gelten für Patienten ohne Restfunktion (Anurie). Die Tabellen schließen die regelmäßige intermittierende Dialyse (3/Woche) mit ein.

- Die Hämodialyse entfernt Medikamente nur dann in signifikantem Maße, wenn die Substanz ein niedriges Molekulargewicht (<500 Dalton), eine niedrige Eiweißbindung und ein geringes Verteilungsvolumen hat. Eine zusätzliche Gabe des Antibiotikums erübrigt sich meist, wenn die ohnehin fällige nächste Dosis nach der Dialyse verabreicht wird.

Es wird daher empfohlen:
- Bei Einmalgabe (1/24 h), die Dosis nach HD zu geben
- Bei zweimaliger Gabe (1/12 h) und Dialyse am Vormittag, die Dosis nach der Vormittags-HD und zur Nacht zu geben. Bei zweimaliger Gabe (1/12 h) und Dialyse am Nachmittag, die Dosis vormittags um 8.00 Uhr und abends nach HD zu geben
- Bei dreimaliger Gabe (1/8 h) sollte das Medikament unabhängig vom HD-Zeitpunkt gegeben werden, davon eine Dosis möglichst nach HD applizieren

Die **Tabelle 16.1** gibt Dosierungshinweise für Patienten, die mit intermittierender Hämodialyse behandelt werden.

Die **Initialdosis in Spalte 2** hängt allenfalls vom Verteilungsvolumen des Medikamentes (Körpergewicht) ab, ist aber fast immer unabhängig von der Nierenfunktion oder dem Dialyseverfahren. Die Initialdosis liegt **oft höher** als die spätere Erhaltungsdosis. Wird der Patient versehentlich von Anfang an mit der Erhaltungsdosis behandelt, ist er mitunter für Tage unterdosiert!! Die Erhaltungsdosis am Tag der intermittierenden Hämodialyse sollte bei fast allen Medikamenten **nach** der Dialyse gegeben werden. Die **Erhaltungsdosis am dialysefreien Tag (Spalte 3)** und die **Erhaltungsdosis am Dialysetag (Spalte 4)** weichen oft nicht wesentlich voneinander ab, wenn die Tagesdosis des Medikaments am Dialysetag **nach** der Dialyse gegeben wird. Die in Spalte 4 gegebene Erhaltungsdosis ist nur dann gültig, wenn der Zeitpunkt der Medikamentengabe (Spalte 5) eingehalten wird. Viele Medikamente werden durch die Dialyse effektiv eliminiert, wenn sie versehentlich vor oder gar während der Behandlung gegeben werden. Ohne Nachdosierung nach der Dialyse (in der Tabelle nicht enthalten) kann der Patient unterdosiert sein!

Die **Tabelle 16.2** nennt die Dosierungsvorschläge während der Behandlung mit kontinuierlicher Nierenersatztherapie: CAPD (kontinuierliche ambulante Peritonealdialyse) oder CVVH (kontinuierliche venovenöse Hämofiltration). Die Angaben können nur als Richtwerte aufgefasst werden, da z. B. CAPD-Patienten oft eine noch nennenswerte Restfunktion der Niere haben und dann evtl. eine höhere Medikamentendosis benötigen. Wenn bekannt, kann die Kreatininclearance der Nieren und die der CAPD addiert und die Dosis in Kap. 9 wie bei eingeschränkter Nierenfunktion nachgeschlagen werden.

CVVH-Patienten werden mit sehr unterschiedlichen Filtrat-/Dialysevolumina behandelt (z. B. 1 oder 6 Liter/h) oder die Behandlung wird zwischenzeitlich unterbrochen. Auch hier kann bei stärkeren Abweichungen vom üblichen Behandlungs-schema zur Orientierung das Filtratvolumen pro Minute als GFR gewertet werden, um in Kap. 9 die Dosis nachzuschla-gen. Die Tabelle geht von einem Filtrat- oder Dialysatfluss von 1,5–3 l/h aus. Die Angaben gelten auch für die CVVHD (konti-nuierliche venovenöse Hämodialyse). Die ausreichende Höhe der Initialdosis ist bei Intensivpatienten besonders wichtig, um eine Unterdosierung zu vermeiden.

Tabelle 16.1 Antibiotikadosierung bei intermittierender Hämodialyse

Spalte 1: Name des Antibiotikums

Spalte 2: maximale Initialdosis (ist unabhängig von Nierenfunktion oder Dialyse!)

Spalte 3: Erhaltungsdosis bei dialysepflichtiger Niereninsuffizienz (GFR <10 ml/min) am dialysefreien Tag (Angaben wurden überwiegend dem Kap. 9 dieses Buches entnommen)

Spalte 4: Erhaltungsdosis bei dialysepflichtiger Niereninsuffizienz (GFR <10 ml/min) am Dialysetag

Spalte 5: Dosierungszeitpunkt, meistens ist die Gabe nach der intermittierenden Hämodialyse sinnvoll

	GFR <10 ml/min maximale Initialdosis	GFR <10 ml/min max. Erhaltungsdosis an Nicht-HD-Tagen	GFR <10 ml/min max. Erhaltungsdosis am HD-Tag	am HD-Tag: Zeitpunkt der Gabe
Amikacin	5–7,5 mg/kg	1–1,5 mg/kg/24 h Talspiegel <2 µg/ml anstreben	2,5–4 mg/kg alle 24 h	nach HD
Amoxicillin	2 g	1 g/24 h	1 g/24 h	nach HD
Amoxicillin/ Clavulansäure	1,2 g	600 mg/24 h	600 mg/24 h	nach HD
Amphotericin B	0,6–1 mg/kg	0,6–1 mg/kg/24 h	0,6–1 mg/kg/24 h	beliebig

Ampicillin	0,5–4 g (je nach Indikation)	0,5–3 g/24 h	0,5–3 g/24 h	nach HD
Ampicillin/Sulbactam	3 g	3 g/48 h	3 g/48 h	nach HD
Azithromycin	500 mg	250 mg/24 h	250 mg/24 h	beliebig
Aztreonam	2 g	1 g/24 h	1 g/24 h	nach HD
Caspofungin	70 mg	50 mg/24 h	HD ohne Bedeutung	beliebig
Cefaclor	0,5–1 g	0,5 g/8 h	0,5 g/8 h	nach HD
Cefadroxil	1g	500 mg/24–48 h	1 g/24 h	nach HD
Cefalexin	0,5–1,5g	0,5 g/12 h	0,5 g/12 h	nach HD
Cefazolin	1,5 g	1 g/24 h	1 g/24 h	nach HD
Cefepim	2 g	1 g/24 h	1 g/24 h	nach HD
Cefixim	200 mg	200 mg/24 h	200 mg/24 h	nach HD
Cefotaxim	2 g	1–2 g/12 h	2 g/12 h	nach HD
Cefotiam	2 g	1 g/24 h	1–2 g/24 h	nach HD
Cefoxitin	2 g	1 g/24 h	2 g/24 h	nach HD
Cefpodoxim-proxetil	0,1–0,2 g	0,1–0,2 g/48 h (nur nach HD)	0,1–0,2 g	nach HD

Tabelle 16.1 (Fortsetzung)

	GFR <10 ml/min maximale Initialdosis	GFR <10 ml/min max. Erhaltungs-dosis an Nicht-HD-Tagen	GFR <10 ml/min max. Erhaltungs-dosis am HD-Tag	am HD-Tag: Zeitpunkt der Gabe
Ceftazidim	2 g	1 g/24–48 h	1 g/24 h	nach HD
Ceftibuten	0,4 g	0,1 g/24 h	0,3 g/24 h	nach HD
Ceftriaxon	2 g	1 g/24 h oder 2 g/48 h	2 g/48 h nur HD-Tage	nach HD
Cefuroxim	1,5 g	750 mg/12 h	1 g/12 h	nach HD
Chloramphenicol	0,25–0,75 g	0,25–0,75 g/6–8 h	HD ohne Bedeutung	beliebig
Ciprofloxacin	400 mg	200 mg/12 h	HD ohne Bedeutung	beliebig
Clarithromycin	500 mg	250–500 mg/24 h	HD ohne Bedeutung	beliebig
Clindamycin	300–600 mg	300–600 mg/8 h	HD ohne Bedeutung	beliebig
Colistin	0,6–1 mg/kg	0,6 mg/kg/24 h	HD ohne Bedeutung	beliebig
Cotrimaxol	160/800 mg	160/800 mg/24 h	160/800 mg/24 h	nach HD
Dicloxacillin	1–2 g	1 g/8 h	HD ohne Bedeutung	beliebig

Doxycyclin	200 mg initial	100 mg/24 h	HD ohne Bedeutung	beliebig
Enoxacin	400 mg	400 mg/24 h	HD ohne Bedeutung	beliebig
Ertapenem	500 mg	500 mg/24 h	500 mg/24 h	nach HD
Erythromycin	500 mg	500 mg/12 h	HD ohne Bedeutung	beliebig
Ethambutol	20 mg/kg	10–15 mg/kg/24 h	HD ohne Bedeutung	beliebig
Flucloxacillin	2 g	2 g/24 h	HD ohne Bedeutung	beliebig
Fluconazol	400(–800) mg	200 mg/24 h	200 mg/24 h	nach HD
Flucytosin	50 mg/kg	50 mg/kg/48 h (nur nach HD)	50 mg/kg	nach HD
Fosfomycin	2 g	1 g/36–48 h	2 g/24 h	nach HD
Gatifloxacin	400 mg	200 mg/24 h	200 mg/24 h	nach HD
Gentamicin	1,7 mg/kg	0,4–0,8 mg/kg/24 h Talspiegel <1 µg/ml anstreben	0,5–1 mg/kg alle 24 h anstreben	nach HD
Imipenem/Cilastatin	0,5–1 g	500 mg/24 h	500 mg/24 h	nach HD
INH/Isoniazid	5–8 mg/kg	5–8 mg/kg/24 h	HD ohne Bedeutung	beliebig
Itraconazol	200 mg/8 h, für 4 Tage	200 mg/12 h ab Tag 5	HD ohne Bedeutung	beliebig

Tabelle 16.1 (Fortsetzung)

	GFR <10 ml/min maximale Initialdosis	GFR <10 ml/min max. Erhaltungsdosis an Nicht-HD-Tagen	GFR <10 ml/min max. Erhaltungsdosis am HD-Tag	am HD-Tag: Zeitpunkt der Gabe
Josamycin	0,5–1 mg	500 mg/12 h	HD ohne Bedeutung	beliebig
Ketoconazol	200–600 mg	200–600 mg/24 h	HD ohne Bedeutung	beliebig
Levofloxacin	250–500 mg	250 mg/48 h	HD ohne Bedeutung	beliebig
Linezolid	600 mg	600 mg/12 h	600 mg/12 h	nach HD
Loracarbef	200–400 mg	200–400 mg/72 h	200–400 mg	nach HD
Meropenem	0,5–1 g	0,5 g/24 h	0,5–1 g/24 h	nach HD
Metronidazol	500 mg	500 mg/12 h	500 mg/12 h	nach HD
Mezlocillin	5 g	6–15 g/24 h	6–15 g/24 h	nach HD
Minocyclin	200 mg	100 mg/12 h	HD ohne Bedeutung	beliebig
Moxifloxacin	400 mg	400 mg/24 h	HD ohne Bedeutung	beliebig
Netilmicin	1,5–2 mg/kg	0,4–0,8 mg/kg/24 h Talspiegel <2 µg/ml alle 24 h anstreben	1–1,7 mg/kg	nach HD

Nitrofurantoin	nicht indiziert	nicht indiziert	HD ohne Bedeutung	beliebig
Norfloxacin	400 mg	400 mg/24 h	HD ohne Bedeutung	beliebig
Ofloxacin	200 mg	100–200 mg/24 h	200 mg/24 h	beliebig
Oxacillin	0,5–1 g	2 g/24 h (max. 1 g/6 h)	HD ohne Bedeutung	beliebig
Penicillin G	5 Mio I.E.	5 Mio I.E./12 h	2 Mio + 5 Mio I.E. (HD)	nach HD
Penicillin V	1,5 Mio I.E.	1,5 Mio I.E./24 h	1,5 Mio I.E./24 h	nach HD
Piperacillin	4 g	3 g/12 h	3 g/12 h	nach HD
Piperacillin/Tazobactam	4,5 g	4,5 g/12 h	4,5 g/12 h	nach HD
Protionamid	6–10 mg/kg	1000 mg 2–3 ×/Woche	unbekannt	
Pyrazinamid	25–30 mg/kg	30 mg/kg/72 h (nach HD)	30 mg/kg/72 h	nach HD
Quinupristin/Dalfopristin	7,5 mg/kg	7,5 mg/kg/8 h	HD ohne Bedeutung	beliebig
Rifabutin	450–600 mg	300 mg/24 h	HD ohne Bedeutung	beliebig

Tabelle 16.1 (Fortsetzung)

	GFR <10 ml/min maximale Initialdosis	GFR <10 ml/min max. Erhaltungsdosis an Nicht-HD-Tagen	GFR <10 ml/min max. Erhaltungsdosis am HD-Tag	am HD-Tag: Zeitpunkt der Gabe
Rifampicin	600 mg	10 mg/kg (max. 600 mg)/24 h	HD ohne Bedeutung	beliebig
Roxithromycin	300 mg	300 mg/24 h	HD ohne Bedeutung	beliebig
Spectinomycin	2 g Einmaldosis i.m.	entfällt, da Einmalgabe	50% der Dosis wird entfernt	
Streptomycin	5 mg/kg	Talspiegel <5 µg/ml anstreben	5 mg/kg/72 h Talspiegel <5 µg/ml alle 24 h	nach HD
Sulbactam	0,5–1 g	1 g/48 h	1 g	nach HD
Teicoplanin	800 mg in der ersten Woche	400 mg ab 2. Woche	HD ohne Bedeutung	beliebig
Telithromycin	800 mg	800 mg/24 h	HD wohl ohne Bedeutung	beliebig
Tetracyclin	kontraindiziert	kontraindiziert		

Tobramycin	1,5–2 mg/kg	0,4–0,8 mg/kg/24 h Talspiegel <2 µg/ml alle 24 h anstreben	1–1,7 mg/kg	nach HD
Vancomycin	15 mg/kg Talspiegel >10 µg/ml erhalten	Keine Elimination durch Low-flux-Dialysemembranen Bei High-flux-Membran: 1000 mg ca. alle 5 Tage	1–1,5 g alle 7 Tage	
Voriconazol	6 mg/kg für 2 Gaben	4 mg/kg/12 h	HD bei oraler Gabe ohne Bedeutung	beliebig

Tabelle 16.2 Antibiotikadosierung bei kontinuierlichen Dialyseverfahren

CAPD (kontinuierliche ambulante Peritonealdialyse, 4x2 l/die)

CVVH (kontinuierliche venovenöse Hämofiltration oder -dialyse, 1,5–3 l/h)

Spalte 1: Name des Antibiotikums

Spalte 2: maximale Initialdosis (ist unabhängig von Nierenfunktion oder Dialyse!)

Spalte 3: Erhaltungsdosis bei dialysepflichtiger Niereninsuffizienz (GFR <10 ml/min) während CAPD (4x2 l/die)

Spalte 4: Erhaltungsdosis bei dialysepflichtiger Niereninsuffizienz (GFR <10 ml/min) während CVVH oder CVVHD (1,5–3 l/h)

	GFR <10 ml/min maximale Initialdosis CVVH oder CVVHD (1,5–3 l/h)	CAPD max. Erhaltungsdosis an CAPD-Tagen	Dosierung bei kontinuierlicher Dialyse oder Filtration CVVH/CVVHD (1,5–3l/h)
Amikacin	5–7,5 mg/kg	1,25–2 mg/kg alle 24 h Talspiegel <2 μg/ml alle 24 h anstreben	5–7,5 mg/kg/24 h
Amoxicillin	2 g	1 g/24 h	1 g/12 h
Amoxicillin/ Clavulansäure	1,2 g	600 mg/24 h	600 mg/12 h
Amphotericin B	0,6–1 mg/kg	0,6–1 mg/kg/24 h	0,6–1 mg/kg/24 h

		CAPD	CVVH
Ampicillin	0,5–4 g (je nach Indikation)	0,5–3 g/24 h	0,5–3 g/12 h
Ampicillin/Sulbactam	3 g	3 g/24 h	3 g/12 h
Azithromycin	500 mg	250 mg/24 h	250 mg/24 h
Aztreonam	2 g	1 g/24 h	1 g/12–24 h
Caspofungin	70 mg	CAPD ohne Bedeutung	CVVH ohne Bedeutung
Cefaclor	0,5–1 g	0,5 g/8 h	0,5 g/8 h
Cefadroxil	1g	500 mg/24 h	1 g/24 h
Cefalexin	0,5–1,5 g	0,5 g/12 h	0,5 g/12 h
Cefazolin	1,5 g	1 g/24 h	1 g/12 h
Cefepim	2 g	1 g/24 h	1 g/16–24 h
Cefixim	200 mg	200 mg/24 h	200 mg/24 h
Cefotaxim	2 g	1–2 g/12 h	1–2 g/12 h
Cefotiam	2 g	1 g/24 h	1 g/12 h
Cefoxitin	2 g	1 g/24 h	1 g/12 h
Cefpodoximproxetil	0,1–0,2 g	0,1–0,2 g	0,1–0,2 g/24 h
Ceftazidim	2 g	500 mg/24 h	1 g/24 h

Tabelle 16.2 (Fortsetzung)

	GFR <10 ml/min maximale Initialdosis	CAPD max. Erhaltungsdosis an CAPD-Tagen	Dosierung bei kontinuierlicher Dialyse oder Filtration CVVH/CVVHD (1,5–3l/h)
Ceftibuten	0,4 g	0,1 g/24 h	0,2 g/24 h
Ceftriaxon	2 g	1 g/24 h	1 g/24 h
Cefuroxim	1,5 g	750 mg/12 h	750 mg/12 h
Chloramphenicol	0,25–0,75 g	CAPD ohne Bedeutung	CVVH ohne Bedeutung
Ciprofloxacin	400 mg	CAPD ohne Bedeutung	200 mg/12 h
Clarithromycin	500 mg	CAPD ohne Bedeutung	CVVH ohne Bedeutung
Clindamycin	300–600 mg	CAPD ohne Bedeutung	CVVH ohne Bedeutung
Colistin	0,6–1 mg/kg	CAPD ohne Bedeutung	1,5 mg/kg/24 h
Cotrimoxazol	160/800 mg	160/800 mg/24 h	160/800 mg/12 h
Dicloxacillin	1–2 g	CAPD ohne Bedeutung	CVVH ohne Bedeutung
Doxycyclin	200 mg initial	CAPD ohne Bedeutung	CVVH ohne Bedeutung
Enoxacin	400 mg	CAPD ohne Bedeutung	CVVH ohne Bedeutung

Ertapenem	500 mg	500 mg/24 h	500 mg/24 h
Erythromycin	500 mg	CAPD ohne Bedeutung	CVVH ohne Bedeutung
Ethambutol	20 mg/kg	CAPD ohne Bedeutung	CVVH ohne Bedeutung
Flucloxacillin	2 g	CAPD ohne Bedeutung	CVVH ohne Bedeutung
Fluconazol	400(–800) mg	200 mg/24 h	200 mg/24 h
Flucytosin	50 mg/kg	10–25 mg/kg/24 h	50 mg/kg/12 h
Fosfomycin	2 g	1 g/36–48 h	2 g/24 h
Gatifloxacin	400 mg	200 mg/24 h	200 mg/24 h
Gentamicin	1,7 mg/kg	0,4–0,8 mg/kg/24 h Talspiegel <1 µg/ml alle 24 h anstreben	2 mg/kg/24 h
Imipenem/Cilastatin	0,5–1 g	500 mg/24 h	500 mg/12 h
INH/Isoniazid	5–8 mg/kg	CAPD ohne Bedeutung	5–8 mg/kg/24 h
Itraconazol	200 mg/8 h, für 4 Tage	CAPD ohne Bedeutung	CVVH ohne Bedeutung
Josamycin	0,5–1 g	CAPD ohne Bedeutung	CVVH ohne Bedeutung
Ketoconazol	200–600 mg	CAPD ohne Bedeutung	CVVH ohne Bedeutung
Levofloxacin	250–500 mg	CAPD ohne Bedeutung	CVVH ohne Bedeutung

Tabelle 16.2 (Fortsetzung)

	GFR <10 ml/min maximale Initialdosis	CAPD max. Erhaltungsdosis an CAPD-Tagen	Dosierung bei kontinuierlicher Dialyse oder Filtration CVVH/CVVHD (1,5–3l/h)
Linezolid	600 mg	keine Daten	keine Daten
Loracarbef	200–400 mg	200–400 mg/72 h	200–400 mg/24 h
Meropenem	0,5–1 g	0,5 g/24 h	0,5–1 g/12 h
Metronidazol	500 mg	500 mg/12 h	500 mg/8 h
Mezlocillin	5 g	6–15 g/24 h	4–5 g/8 h
Minocyclin	200 mg	CAPD ohne Bedeutung	CVVH ohne Bedeutung
Moxifloxacin	400 mg	CAPD ohne Bedeutung	CVVH ohne Bedeutung
Netilmicin	1,5–2 mg/kg	0,4–0,8 mg/kg/24 h Talspiegel <2 µg/ml alle 24 h anstreben	2 mg/kg/24 h anstreben
Nitrofurantoin	nicht indiziert	CAPD ohne Bedeutung	CVVH ohne Bedeutung
Norfloxacin	400 mg	CAPD ohne Bedeutung	CVVH ohne Bedeutung
Ofloxacin	200 mg	CAPD ohne Bedeutung	200–300 mg/24 h

		CAPD	CVVH
Oxacillin	0,5–1 g	CAPD ohne Bedeutung	CVVH ohne Bedeutung
Penicillin G	5 Mio I.E	2 Mio I.E./12 h	4 Mio I.E./12 h
Penicillin V	1,5 Mio I.E.	1,5 Mio I.E./24 h	1,5 Mio I.E./12 h
Piperacillin	4 g	3 g/12 h	3 g/8 h
Piperacillin/Tazobactam	4,5 g	4,5 g/12 h	4,5 g/8 h
Protionamid	6–10 mg/kg	unbekannt	unbekannt
Pyrazinamid	25–30 mg/kg	30 mg/kg/72 h	keine Daten
Quinupristin/Dalfopristin	7,5 mg/kg	CAPD ohne Bedeutung	CVVH ohne Bedeutung
Rifabutin	450–600 mg	CAPD ohne Bedeutung	CVVH ohne Bedeutung
Rifampicin	600 mg	CAPD ohne Bedeutung	CVVH ohne Bedeutung
Roxithromycin	300 mg	CAPD ohne Bedeutung	CVVH ohne Bedeutung
Spectinomycin	2 g Einmaldosis i.m.	CAPD ohne Bedeutung	CVVH ohne Bedeutung
Streptomycin	5 mg/kg	5 mg/kg/48 h Talspiegel <5 µg/ml alle 24 h anstreben	5 mg/kg/24–48 h
Sulbactam	0,5–1 g	1 g/24 h	0,5 g/12 h

Tabelle 16.2 (Fortsetzung)

	GFR <10 ml/min maximale Initialdosis	CAPD max. Erhaltungsdosis an CAPD-Tagen	Dosierung bei kontinuierlicher Dialyse oder Filtration CVVH/CVVHD (1,5–3l/h)
Teicoplanin	800 mg in der ersten Woche	CAPD ohne Bedeutung	CVVH ohne Bedeutung
Telithromycin	800 mg	CAPD wohl ohne Bedeutung	CVVH wohl ohne Bedeutung
Tetracyclin	kontraindiziert	CAPD ohne Bedeutung	CVVH ohne Bedeutung
Tobramycin	1,5–2 mg/kg	0,4–0,8 mg/kg/24 h Talspiegel <2 µg/ml alle 24 h	2 mg/kg/24 h Talspiegel <2 µg/ml anstreben
Vancomycin	15 mg/kg Talspiegel >10 µg/ml halten	CAPD ohne Bedeutung	Es werden nur High-flux-Membranen eingesetzt, daher: 1000 mg alle 3–4 Tage
Voriconazol	6 mg/kg für 2 Gaben	CAPD ohne Bedeutung	noch nicht untersucht

17 Antibiotikatherapie in der Schwangerschaft und Stillzeit

Unbedenklich während der Schwangerschaft

Colistin p.o.
Ethambutol
Isoniazid
Nystatin
Penicilline (strenge Indikationsstellung in der Stillzeit)

Kontraindiziert während der gesamten Schwangerschaft und in der Stillzeit

Azolderivate
Chinolone
Chloramphenicol
Flucytosin
Rifabutin
Spectinomycin
Tetracycline

Strenge Indikationsstellung während der gesamten Schwangerschaft und in der Stillzeit

Amphotericin B
Carbapeneme
Caspofungin
Cephalosporine
Cotrimoxazol
Fosfomycin
Glykopeptide
β-Laktamasehemmer
Lincosamide
Makrolide (mit Ausnahme von Roxithromycin kontraindiziert in der Stillzeit)

Monobactame
Nitroimidazole
Oxazolidinone
Paromomycin
Protionamid
Pyrazinamid
Quinupristin/Dalfopristin
Rifampicin
Telithromycin (bislang keine ausreichenden Daten)

Kontraindiziert in der Frühschwangerschaft und Stillzeit

Aminoglykoside (Tobramycin und Streptomycin:
   Kontraindikation während der gesamten
   Schwangerschaft)
Nitroimidazole (strenge Indikationsstellung)

18 Antibiotika bei Lebererkrankungen

Für folgende Antibiotika sollten bei schweren Lebererkrankungen Alternativen verwendet bzw. sollte die Dosis reduziert werden:

- Amoxillin/Clavulansäure
- Amphotericin B
- Azithromycin
- Aztreonam (Dosisreduktion)
- Caspofungin (Dosisreduktion)
- Cefotaxim
- Ceftriaxon (Dosisreduktion bei gleichzeitiger Niereninsuffizienz)
- Chloramphenicol (Dosisreduktion)
- Clarithromycin
- Clavulansäure
- Clindamycin
- Cotrimoxazol (Dosisreduktion)
- Dicloxacillin
- Doxycyclin
- Erythromycin (v.a. E.-Estolat; Dosisreduktion)
- Flucloxacillin
- Fluconazol
- INH (Dosisreduktion)
- Itraconazol (Dosisreduktion)
- Ketoconazol
- Lincomycin
- Linezolid (Risikoabwägung)
- Metronidazol (Antabus-Syndrom!)
- Mezlocillin (Dosisreduktion)
- Moxifloxacin (Kontraindikation)
- Ofloxacin (Dosisreduktion)
- Oxacillin (Dosisreduktion)
- Protionamid
- Pyrazinamid
- Quinupristin/Dalfopristin (Dosisreduktion)
- Rifampicin, Rifabutin

- Roxithromycin
  (Dosisreduktion)
- Telithromycin
  (Dosisreduktion bei gleich-
  zeitiger Niereninsuffizienz)

- Tetracycline
- Voriconazol
  (Dosisreduktion)

Wichtig!

Es gibt bisher außerordentlich wenige Untersuchungen über Antibiotikatherapie bei eingeschränkter Leberfunktion. Die angegebene Tabelle ist daher unvollständig.

19 Diffusion von Antibiotika in den Liquor und in Hirnabszesse

Gut bei entzündeten und nicht entzündeten Meningen

Chloramphenicol
Cotrimoxazol
Fluconazol
Flucytosin
Fosfomycin
Isoniazid (INH)
Linezolid
Metronidazol
Protionamid
Pyrazinamid
Voriconazol

Gut nur bei entzündeten Meningen

Amoxicillin
Ampicillin
Cefepim
Cefotaxim
Ceftazidim
Ceftriaxon
Cefuroxim
Ciprofloxacin
Clavulansäure
Dicloxacillin
Ethambutol
Flucloxacillin
Imipenem
Levofloxacin
Meropenem
Mezlocillin
Minocyclin
Moxifloxacin
Ofloxacin
Oxacillin
Penicillin G
Piperacillin
Rifampicin

Schlecht bzw. gar nicht sogar bei entzündeten Meningen

Amikacin
Amphotericin B
Azithromycin
Aztreonam
Cefaclor
Cefadroxil
Cefalexin
Cefazolin
Cefotiam
Cefoxitin
Clarithromycin
Clindamycin
Colistin
Doxycyclin
Erythromycin
Gentamicin
Itraconazol
Ketoconazol
Netilmicin
Penicillin V
Quinupristin/Dalfopristin
Streptomycin
Sulbactam
Teicoplanin
Tetracyclin
Tobramycin
Vancomycin

Gut in Hirnabszesse

Amphotericin B
Ampicillin
Cefotaxim
Ceftazidim
Ceftriaxon
Chloramphenicol
Cotrimoxazol
Flucloxacillin
Fosfomycin
Imipenem
Meropenem
Metronidazol
Penicillin G
Teicoplanin
Vancomycin
Voriconazol

20 Lokalantibiotika

Kontraindikationen von Lokalantibiotika

- Wundinfektionen mit Abflussmöglichkeit von Eiter und Sekret (z. B. Nebacetin®)
- Abszesse
- Angina, Pharyngitis, Tonsillitis. Fast alle Medikamente, die zur Lokalbehandlung einer Angina oder Pharyngitis verordnet werden, enthalten unnötig Lokalantibiotika oder Desinfektionsmittel (z. B. Broncho-Tyrosolvetten®, Dorithricin® Halstabletten, Dobendan®, Imposit® usw.)
- Spülung von Blasenkathetern (z. B. Uro-Nebacetin®)
- Kleinflächige Verbrühungen und Verbrennungen (z. B. Terracortril® Spray)

Merke!

Penicilline, Sulfonamide, Tetracycline, Framycetin und Neomycin sollten bei Infektionen der Haut nicht mehr angewendet werden, da sie häufig Allergien verursachen und die meisten Erreger von eitrigen Infektionen der Haut – Staphylococcus aureus, Streptokokken, Pseudomonas aeruginosa und andere gramnegative Keime – gegen Penicilline, Sulfonamide, Tetracycline, Neomycin und Framycetin resistent geworden sind. Neomycin gehört zu den Substanzen, die am häufigsten Kontaktallergien verursachen. Alternativen sind: Tyrothricin, Polymyxin (gramnegative Keime) oder Bacitracin, Fusidinsäure (grampositive Keime), Mupirocin (Staphylokokken, Streptokokken).

Mögliche Indikationen für Lokalantibiotika

- Impetigo contagiosa
- Eitrige Konjunktivitis, Trachom
- Chronische, eitrige Osteomyelitis (z. B. Gentamicinkugeln oder -ketten)
- Superinfizierte Ekzeme

Merke!

In sehr vielen Fällen kann das Lokalantibiotikum durch Antiseptika (z. B. Betaisodona® Lösung, Betaisodona® Salbe, Braunol®) ersetzt werden. Polyvidonjodhaltige Lösungen können bei Lokalapplikation Brennen verursachen. Dies kann durch 1:10- bis 1:100-Verdünnung der Lösung weitgehend verhindert werden, ohne dass dadurch ein erheblicher Wirkungsverlust eintritt. Solange die Lösung nach Applikation braun bleibt, besteht Wirksamkeit. Wird die Lösung durch Wundsekret, Eiter, Blut entfärbt, so bedeutet dies, dass die Lösung unwirksam geworden ist. Eine Resistenzentwicklung gegen polyvidonjodhaltige Präparate ist bisher nicht bekannt. Dagegen beobachtet man bei allen Antibiotika, die vorwiegend lokal eingesetzt werden, eine zunehmende Resistenzentwicklung. Dies gilt auch für Gentamicin (z. B. Refobacin® -Creme). Daher sollte man sich bei der Lokalapplikation im Wesentlichen auf Substanzen beschränken, die bei der parenteralen Therapie keine oder nur eine sehr geringe Indikationsbreite haben, wie z. B. Bacitracin, Tyrothricin, Fusidinsäure, Polymyxin oder Mupirocin.

21 Antibiotika- und Infektionsprophylaxe

Perioperative Antibiotikaprophylaxe

- **Anforderungen an das Antibiotikum:** Möglichst atoxisch, angemessenes antibakterielles Spektrum, möglichst kostengünstig, keine Reserveantibiotika, keine Breitspektrum-Antibiotika. Nie: Piperacillin, Mezlocillin (u. Ä.), Chinolone, Cephalosporine der 3. Generation mit kurzer Halbwertzeit (z. B. Cefotaxim), fixe Kombinationen

- **Geeignete Antibiotika:** Basiscephalosporine/Cephalosporine der 2. Generation (z. B. Cefotiam, Cefazolin, Cefuroxim), Aminobenzyl-Penicilline mit β-Laktamaseinhibitoren (z. B. Amoxicillin/Clavulansäure, Ampicillin/Sulbactam), Isoxazolyl-Penicilline (Staphylokokken-Penicilline, z. B. Flucloxacillin), Metronidazol. Bei Penicillin-/Cephalosporin-Allergie: z. B. Clindamycin; bei oxacillinresistentem S. aureus: Vancomycin, Teicoplanin; bei lang dauernden Eingriffen mit hohem Wundinfektionsrisiko ggf. Ceftriaxon

- **Dauer der Antibiotikagabe:** Meist einmalige Gabe ausreichend („single shot" bei Anästhesieeinleitung), bei OP-Dauer über 3–4 Stunden 2. Antibiotikadosis intraoperativ, nie länger als 24 Stunden. Verlängerung der Antibiotikaprophylaxe, solange Katheter oder Drainagen liegen, ist unsinnig, wissenschaftlich nie nachgewiesen und teuer. Ein Antibiotikum, das verhindert, dass Drainagen besiedelt werden, gibt es nicht! Gefahr bei längerer Antibiotikagabe: Keimselektion, Resistenzentwicklung, höhere Nebenwirkungsrate

- • **Indikationen:**
  - – **Magenchirurgie (einschl. PEG):** Cephalosporine 2. Generation + Metronidazol, Aminopenicillin/β-Laktamaseinhibitor; Einmalgabe; nur bei Risikofaktoren: blutendes Magen- oder Duodenalulkus, Magenkarzinom, Hemmung der Magensäuresekretion, Adipositas
  - – **Gallenwegschirurgie (einschl. laparoskopischer Cholezystektomie):** Cephalosporine 2. Generation + Metronidazol oder Aminobenzylpenicillin + β-Laktamaseinhibitor, Einmalgabe; nur bei Risikofaktoren: Alter >60 Jahre, Adipositas, Ikterus, Choledocholithiasis, akute Cholezystitis. Bei ERCP: nur bei Obstruktion Ciprofloxacin p.o. 2 h vor Eingriff
  - – **Kolorektale Chirurgie (einschl. Appendektomie):** Cephalosporine 2. Generation + Metronidazol, Ampicillin/Sulbactam, Amoxicillin/Clavulansäure; Einmalgabe. Keine Antibiotikaprophylaxe bei aseptischen abdominalen Eingriffen ohne Eröffnung des GI-Traktes
  - – **Penetrierendes Abdominaltrauma mit Verdacht auf Darmverletzung:** Cephalosporine 2. Generation + Metronidazol so früh wie möglich. Bei Exploration ohne Darmverletzung: Einmalgabe; mit Darmverletzung: Antibiotikagabe 12–24 h; eine Antibiotikagabe über 24 h ist nur gerechtfertigt, wenn der chirurgische Eingriff über 12 h nach traumatischer Perforation durchgeführt wird.
  - – **Vaginale und abdominale Hysterektomie:** Cephalosporine 2. Generation + Metronidazol oder Aminobenzylpenicilline + β-Laktamaseinhibitor, Einmalgabe
  - – **Sectio caesarea:** Cephalosporine 2. Generation, Einmalgabe, erst nach Abklemmen der Nabelschnur, nur bei Risikosectio bzw. wenn Infektionsrate >5% (Endometritis und Wundinfektionen)
  - – **Abort und Kürettage:** Cephalosporine 2. Generation, Einmalgabe, nur bei Risikofaktoren, z. B. genitale Infektionen

- **Nephrektomie:** evtl. Cephalosporine 2. Generation
- **Transurethrale Prostatektomie:** Ciprofloxacin; Einmalgabe; bei primär sterilem Urin Indikation fraglich
- **Hüftgelenknahe Frakturen und Gelenkersatzoperation:** Cephalosporine 2. Generation oder Staphylokokken-Penicillin, Einmalgabe
- **Offene Frakturen:** Cephalosporine 2. Generation oder Staphylokokken-Penicillin, Dauer 12–24 Stunden
- **Orthopädische Operation ohne Implantation von Fremdmaterial:** Keine Antibiotikaprophylaxe
- **Herz- und Gefäßchirurgie (einschl. Beinamputation):** Cephalosporine 2. Generation oder Staphylokokken-Penicillin, (bei Beinamputation + Metronidazol) Einmalgabe
- **Schrittmacherimplantation:** Chephalosporine 2. Generation, Einmalgabe
- **Neurochirurgische Shuntoperation:** Cephalosporine 2. Generation oder Staphylokokken-Penicillin oder evtl. Vancomycin; Einmalgabe
- **Eingriffe im Kopf-/Hals-Bereich:** Cephalosporine 2. Generation oder Aminobenzylpenicillin + β-Laktamaseinhibitor; Einmalgabe; nur bei kontaminierten großen Eingriffen, z. B. Neck Dissection, pharyngeale oder laryngeale Karzinome
- **Lungenchirurgie:** Cephalosporine 2. Generation, Einmalgabe; Indikation fraglich

- **Kontraindikationen:** Venen-, Arterien-, Blasenkatheter, Drainagen, Bewusstlosigkeit (Pneumonieprophylaxe), immunsuppressive Therapie, Kortisontherapie, Liquorfistel

- **Häufigste Fehler:**
  - **Zu großzügig:** Nur bei wenigen Eingriffen ist die Indikation durch prospektive, randomisierte Doppelblindstudien belegt
  - **Zu lang:** Meist Einmaldosis ausreichend! Nie: „Solange Katheter oder Drainagen liegen" (völlig falsche Indikation!)
  - **Zu breit:** Nie Breitspektrumpenicilline, Cephalosporine der 3. Generation (Ausnahme: Ceftriaxon bei lang dauernden Eingriffen mit hohem Wundinfektionsrisiko), Chinolone, fixe Antibiotikakombinationen
  - **Zu anspruchsvoll:** Perioperative Antibiotikaprophylaxe senkt die postoperative Wundinfektionsrate, verursacht durch die am häufigsten in Frage kommenden Erreger; sie verhindert nicht alle postoperativen Infektionen durch alle Erreger

Tabelle 21.1 Antibiotika- und Infektionsprophylaxe

Erkrankung	Erreger
Endokarditis **I. Nach rheumatischem Fieber, rheum. Chorea, rheum. Herzvitium** (auch bei künstlichen Herzklappen), insbesondere bei Pat. mit niedrigem sozioökonomischen Status, Eltern junger Kinder, Lehrern, Ärzten, Krankenschwestern, Soldaten	A-Streptokokken
II. Bei kongenitalen Herzvitien (nicht Vorhofseptumdefekt, rheumat. u. erworbenen Herzvitien, Mitralklappenprolaps (mäßiges Risiko)	A-Streptokokken, Viridans-Streptokokken
	Enterokokken, Streptokokken
III. Bei künstlichen Herzklappen, komplexen zyanotischen kongenitalen Vitien, großen Gefäßprothesen, Z.n. Endokarditis (hohes Risiko)	Staph. epidermidis, Streptokokken
	Enterokokken Streptokokken

* mit Karditis: Penicillin G 10 Jahre lang bzw. bis zum Erreichen des 25. Lebensjahres

Prophylaxe	Bemerkungen
Benzathin-Penicillin G i.m. 1,2 Mio. I.E. alle 3 Wochen bzw. Penicillin V 600.000 I.E./die verteilt auf 2 Dosen p.o. bzw. Erythromycin bei Penicillinallergikern (2x250 mg/die p.o.)*	*Kinderdosen:* 1 × 600.000 I.E. Benzathin-Penicillin i.m. (<25 kg); 1 × 1,2 Mio. I.E. i.m. (>25 kg) 1 ×/ Monat; 2 × 200.000 I.E./die Penicillin V p.o. (<25 kg); >25 kg wie Erwachsene. Penicillinallergie: 25 mg Erythromycin, Cefalexin pro kg/die verteilt auf 2 Tagesdosen
Schema A o. B (bei Penicillinallergie Schema C)	Bei *allen* Eingriffen an Zähnen, die zu Gingivablutungen führen (z. B. Extraktion) u. chirurgischen Eingriffen, Biopsien oder Endoskopien mit starren Instrumenten am oberen Respirationstrakt und Ösophagus (z. B. Tonsillektomie, Adenotomie)
Schema A o. B (bei Penicillinallergie Schema E)	Chirurgische oder instrumentelle Eingriffe am Urogenitaltrakt oder Gastrointestinaltrakt, außer Eingriffe am Ösophagus
Schema A o. B (bei Penicillinallergie Schema C)	Bei *allen* Eingriffen an Zähnen, die zu Gingivablutungen führen (z. B. Extraktion) u. chirurgischen Eingriffen am oberen Respirationstrakt und Ösophagus (z. B. Tonsillektomie, Adenotomie)
Schema D (bei Penicillinallergie Schema F)	Chirurgische oder instrumentelle Eingriffe am Urogenitaltrakt oder Gastrointestinaltrakt, außer Eingriffe am Ösophagus

ohne Karditis: Penicillin G 5 Jahre lang bzw. bis zum Erreichen des 18. Lebensjahres

Tabelle 21.1 (Fortsetzung)

Schema	Erwachsene
Schema A	Amoxicillin 2 g p.o. ($>$ 70 kg: 3 g), 1 h vor Eingriff
Schema B	Ampicillin 2 g i.m. oder i.v., 1/2–1 h vor Eingriff
Schema C	Clindamycin 600 mg p.o. oder Cefalexin 2 g, Cefadroxil 2 g, Azithromycin 500 mg, Clarithromycin 500 mg jeweils p.o., 1 h vor Eingriff oder Clindamycin 600 mg i.v., 1/2 h vor Eingriff
Schema D	Ampicillin 2 g i.m. oder i.v. plus Gentamicin 1,5 mg/kg i.m. (nicht über 120 mg) oder i.v., 1/2 h vor Eingriff; Amoxicillin 1 g p.o. oder Ampicillin 1 g i.m. oder i.v. nach 6 h
Schema E	Vancomycin 1 g i.v. (langsam über 1–2 h) bis 1/2 h vor Eingriff; keine 2. Dosis erforderlich
Schema F	Vancomycin 1 g i.v. (langsam über 1-2 h) plus Gentamicin 1,5 mg/kg i.m. (nicht über 120 mg) oder i.v., bis 1/2 h vor Eingriff

* Die Kinderdosis sollte nicht die Gesamtdosis für Erwachsene überschreiten (American Heart Association 1997)

Kinder*

Amoxicillin 50 mg/kg p.o. 1 h vor Eingriff oder < 15 kg KG: Amoxicillin 0,75 g p.o.; 15–30 kg: Amoxicillin 1,5 g p.o., > 30 kg Amoxicillin 2 g p.o. (wie Erwachsene)

Ampicillin 50 mg/kg i.m. oder i.v., 1/2 h vor Eingriff

Clindamycin 20 mg/kg p.o. oder Cefalexin 50 mg/kg, Cefadroxil 50 mg/kg, Azithromycin 15 mg/kg, Clarithromycin 15 mg/kg jeweils p.o. 1 h vor Eingriff
oder
Clindamycin 20 mg/kg i.v., 1/2 h vor Eingriff

Ampicillin 50 mg/kg i.m. oder i.v. plus Gentamicin 1,5 mg/kg i.m. oder i.v. 1/2 h vor Eingriff, Amoxicillin (25 mg/kg p.o., d. h. halbe Dosis, s. oben) oder Ampicillin 25 mg/kg i.m. oder i.v. nach 6 h

Vancomycin 20 mg/kg i.v. (langsam über 1–2 h) bis 1/2 h vor Eingriff; keine 2. Dosis erforderlich

Vancomycin 20 mg/kg i.v. (langsam über 1–2 h) plus Gentamicin 1,5 mg/kg i.m. oder i.v. bis 1/2 h vor Eingriff

Tabelle 21.1 (Fortsetzung)

Erkrankung	Erreger
Diphtherie	Corynebact. diphtheriae
Haemophilus-influenzae-Exposition	H. influenzae B

Prophylaxe	**Bemerkungen**
Erwachsene und Kinder >30 kg: 1 × 1,2 Mio I.E. Benzathin-Penicillin G i.m. Kinder <30 kg: 1 × 600.000 I.E. Benzathin-Penicillin G i.m. bei Penicillinallergie: 40–50 mg/kg/die Erythromycin 7 Tage	Antibiotische Prophylaxe für alle engen Kontaktpersonen, unabhängig vom Impfstatus! Zusätzlich: Auffrischimpfung, wenn letzte Impfung länger als 5 Jahre zurückliegt; Grundimmunisierung bei unzureichendem oder fehlendem Impfschutz
Erwachsene: 1 × 600 mg Rifampicin 4 Tage Kinder: 1 × 20 mg/kg Rifampicin 4 Tage Kinder <1 Monat: 1 × 10 mg/kg Rifampicin 4 Tage	*Haushalt:* wenn ≥1 Kontaktperson ≤4 Jahre mit inkomplettem Impfschutz oder ≥1 Kontaktperson ≤12 Monaten oder ≥1 immunsupprimiertes Kind (unabhängig von dessen Impfstatus), dann Prophylaxe für alle Kontaktpersonen; wenn alle Kontaktpersonen ≤4 Jahre mit komplettem Impfschutz, dann keine Prophylaxe *Kindergarten/Schule:* wenn ≥2 Fälle innerhalb der letzten 60 Tage und Kinder mit inkomplettem Impfschutz, dann Prophylaxe für alle Kontaktpersonen; bei Auftreten eines Falles keine Prophylaxe *Indexpatient:* Prophylaxe, wenn Therapie mit Ampicillin; keine Prophylaxe, wenn Therapie mit Ceftriaxon oder Cefotaxim

Tabelle 21.1 (Fortsetzung)

Erkrankung	Erreger
Harnwegsinfektionen, chron. rezidivierend	Stuhlflora
Meningokokken-exposition	Meningokokken
Neugeborenen-konjunktivitis	Gonokokken, Chlamydien
Neugeborenensepsis, -meningitis	B-Streptokokken
Otitis media, rezidivierend	Pneumokokken, H. influenzae, M. catarrhalis, S. aureus, A-Streptokokken

Prophylaxe	Bemerkungen

s. Harnweginfektion Kap. 10

Erwachsene: 2 × 600 mg Rifampicin p.o. 2 Tage; 1 × 500 mg Ciprofloxacin p.o.; 1 × 500 mg Azithromycin p.o.; 1 × 250 mg Ceftriaxon i.m. Kinder: 2 × 10 mg/kg Rifampicin p.o. 2 Tage; 1 × 500 mg Azithromycin p.o.; 1 × 125 mg Ceftriaxon i.m.	Nur bei engen Kontakten (Familie, Kindergarten, Mund-zu-Mund-Beatmung, Intubation, Absaugen usw.) bis 7 Tage vor Auftreten der Erkrankung beim Index-Fall; Prophylaxe bis 10 Tage nach Kontakt sinnvoll
Credé-Prophylaxe (1% Silbernitrat)	Nur noch bei Risikogruppen
Penicillin G 5 Mio I.E. i.v. initial, dann 2,5 Mio I.E. alle 4 Stunden oder Ampicillin 2 g i.v. initial, dann 1 g alle 4 Stunden bis zur Entbindung (mindestens 2 Dosen vor Entbindung). Bei Allergie: Clindamycin 900 mg i.v. alle 8 Stunden	Nur bei kolonisierten Frauen (Screening vaginal und rektal in der 35.–37. SSW) oder einem oder mehreren Risikofaktoren: Geburt <37. SSW, Blasensprung >18 h, Temperatur ≥38 °C intrapartum, neonatale Streptokokkeninfektion in der Anamnese, Bakteriurie mit B-Streptokokken während der Schwangerschaft, Risikogeburt (z. B. Mehrlingsschwangerschaft)
20 mg/kg/die Amoxicillin p.o. für 6 Monate (Winter/Frühjahr)	Wenn ≥3 Episoden in den vergangenen 6 Monaten oder ≥4 Episoden pro Jahr; evtl. Adenotomie

Tabelle 21.1 (Fortsetzung)

Erkrankung	Erreger
Peritonitis, spontan bakteriell (SBP)	Enterobakterien, grampositive Kokken, Anaerobier
Pertussis	Bordetella pertussis
Reisediarrhoe	Unterschiedliche Erreger
Scharlach	A-Streptokokken

Prophylaxe	Bemerkungen
a) Ciprofloxacin 1 × 500 mg p.o. für 7 Tage b) Cotrimoxazol (160/800 mg p.o.) für 5–7 Tage oder Ciprofloxacin 750 mg p.o./Woche	a) Patienten mit Zirrhose und oberer gastrointestinaler Blutung; b) Patienten mit Zirrhose, Aszites und vorausgegangener SBP
Erwachsene und Kinder: 40–50 mg/kg/die Erythromycin 14 Tage (max. 2 g/die)	Alle engen Kontakte, unabhängig von Alter und Impfstatus zusätzlich für Kinder <7 Jahre: je nach Impfstatus Auffrischimpfung oder Grundimmunisierung; unbehandelte Patienten sind ca. 4 Wochen kontagiös, behandelte während der ersten 5 Tage Antibiotikatherapie
s. Gastroenteritis	
Erwachsene und Kinder >30 kg: 1 × 1,2 Mio I.E. Benzathin-Penicillin G i.m. Kinder <30 kg: 1 × 600.000 I.E. Benzathin-Penicillin G i.m. bei Penicillinallergie: Erythromycin, Oralcephalosporine 10 Tage	Nur bei Kontaktpersonen mit pos. Rachenabstrich und nur bei Epidemie (Schule, Kindergarten, Kaserne); Rachenabstriche von asymptomatischen Kontaktpersonen nur bei Epidemien

Tabelle 21.1 (Fortsetzung)

Erkrankung	Erreger
Splenektomie	Pneumokokken, A-Streptokokken, H. influenzae
Staphylokokken-epidemie in Neugeborenenstation oder epidemische Staph.-Wundinfektionen	S. aureus
Syphilis	Treponema pallidum

Prophylaxe	Bemerkungen
Erwachsene und Kinder >5 Jahre: Penicillin V 2 × 250 mg tgl. Kinder <5 Jahre: Penicillin V 2 × 125 mg tgl.; 4 × 500 mg Erythromycin bei Penicillinallergie; alternativ bei Kindern <5 Jahre: Amoxicillin 20 mg/kg/die (gleichzeitig H. influenzae-Prophylaxe)	*Kinder:* Pneumokokken- und HiB-Impfung: Pneumokokken-Auffrischimpfung alle 6 Jahre; Penicillin V für 3 Jahre; bei Immunsuppression auch länger *Erwachsene:* Impfung wie Kinder; Penicillin V bei Immunsuppression oder maligner hämatologischer Grunderkrankung; Dauer der Prophylaxe unbekannt (ca. 2 Jahre) Sofort Amoxicillin/Clavulansäure p.o. (Selbstmedikation) bei Anzeichen eines fieberhaften Infektes
Mupirocinsalbe (Turixin®) ca. 5–7 Tage bzw. bis S. aureus aus Nasen-Rachen-Raum eliminiert ist (bei Versagen: erneut Mupirocin topisch und Rifampicin + Fusidinsäure p.o.)	Nur bei Staphylococcus aureus pos. Nasen-/Rachenabstrich bei Kontaktpersonen (insbes. Operateure, Pflegepersonal) (Suche nach Staphylokokkeninfektion bei Kontaktpersonen). Isolierung infizierter und kolonisierter Patienten; wenn Körperwaschung, dann mit PVP-Jod-Seife oder Octenidin
Benzathin-Penicillin G 2,4 Mio I.E. i.m. einmalige Dosis, Ceftriaxon 1 × 125 mg i.v., i.m. Azithromycin 1 × 1 g p.o.	Innerhalb von 30 Tagen nach Exposition, allerdings kein sicherer Schutz

Tabelle 21.1 (Fortsetzung)

Erkrankung	Erreger
Tetanus	Clostridium tetani
Tuberkulose	Mycobacterium tuberculosis

Prophylaxe	Bemerkungen
250–500 I.E. Tetanus-Immunglobulin i.m. (Kinder u. Erwachsene)	Prophylaxe bei Verletzten mit fehlendem oder unzureichendem Impfschutz
Kinder: INH 10 mg/kg/die p.o.; Erwachsene: INH 5 mg/kg/die p.o.; Prophylaxe zunächst für 3 Monate; wenn Tuberkulin-Konversion nach 3 Monaten, Prophylaxe auf 9 Monate erweitern	Menschen, die Haushaltskontakte mit an offener Tuberkulose erkrankten Personen haben; Personen mit Tuberkulinreaktion und einer schweren Begleiterkrankung (Silikose, Diabetes mellitus, immunsuppressive Behandlung, dialysepflichtige Niereninsuffizienz, schwere Unterernährungszustände)

22 Physikalische Unverträglichkeit von Antibiotika und Antimykotika in Infusionslösungen

Tabelle 22.1 Physikalische Unverträglichkeit von Antibiotika und Antimykotika in Infusionslösungen

Antibiotikum	Anderes Pharmakon
Amikacin	Amphotericin B, Ampicillin, Cephalosporine, Makrolide, Tetrazykline, Vitamin B und C
Amoxicillin/ Clavulansäure	Dextroselösungen, Aminoglykoside, Glukose, Dextran, Bicarbonat
Amphotericin B	Elektrolythaltige Lösungen, Antihistaminika, Penicillin G, Kortikosteroide, Tetrazykline, Vitamine
Ampicillin	Aminoglykoside, Metronidazol, Tetrazykline
Aztreonam	Natriumbikarbonat, Metronidazol
Cefepime	Metronidazol, Vancomycin, Aminoglykoside
Cefotiam	Aminoglykoside
Ceftazidim	Natriumbikarbonat, Aminoglykoside
Ceftriaxon	Ringer-Lösung, Aminoglykoside, Vancomycin, Fluconazol
Cefuroxim	Natriumbikarbonat, Aminoglykoside, Colistin
Chloramphenicol	Vitamin B und C, pH <5, >7

Tabelle 22.1 (Fortsetzung)

Antibiotikum	Anderes Pharmakon
Claforan	Natriumbikarbonat, Aminoglykoside, pH >7
Erythromycin	Vitamin B und C, Barbiturate, Tetrazykline, NaCl-Lösungen
Flucloxacillin	Aminosäurehaltige Infusionslösungen
Gentamicin	Penicilline, Cephalosporine
Imipenem	Laktathaltige Infusionslösungen, Aminoglykoside
Mezlocillin	Aminoglykoside, Tetrazykline, Procain, Noradrenalin
Netilmicin	Vitamin B, Chloramphenicol, Sympathikomimetika, β-Laktam-Antibiotika
Penicillin G	Vitamin B, Ascorbinsäure, Pentobarbital, Bikarbonat, Laktat, Tetrazykline
Piperacillin ± Tazobactam	Natriumbikarbonat, Aminoglykoside
Protionamid	Rifampicin
Quinupristin/ Dalfopristin	NaCl-haltige Infusionslösungen
Rifampicin	Natriumbikarbonat, Ringerlösung + Glukose, Tetrazykline, andere Tuberkulostatika
Streptomycin	Rifampicin, Isoniazid, Calciumglukonat, Natriumbikarbonat, Barbiturate, Heparin-Natrium

Tabelle 22.1 (Fortsetzung)

Antibiotikum	Anderes Pharmakon
Sulbactam	Aminoglykoside, Metronidazol, Tetrazykline, Prednisolon, Procain, Noradrenalin
Tetrazykline	Ringer-Laktat, Natriumbikarbonat, Heparin, Penicillin G, Barbiturate, Vitamin B, Kortison
Tobramycin	Heparin
Vancomycin	Diverse Inkompatibilitäten (Fachinformation beachten)

23 E-Mail-Adressen und Internetseiten (Stand Oktober 2003)

Die Autoren:
daschner@iuk3.ukl.uni-freiburg.de
ufrank@iuk3.ukl.uni-freiburg.de
webner@iuk3.ukl.uni-freiburg.de

Centers for Disease Control and Prevention (CDC), USA:
http://www.cdc.gov/

Liste der Nationalen Referenzzentren and Konsiliarlaboratorien:
http:/www.rki.de/INFEKT/NRZ/NRZ.HTM

Paul-Ehrlich-Gesellschaft für Chemotherapie:
http://www.p-e-g.de

Robert Koch-Institut, Berlin:
http://www.rki.de

Sachverzeichnis

Druck- und Bindearbeiten: Legoprint, Italien